Problem Based Learning Cases of Digestive Diseases

消化内科以问题为中心的教学手册

编 委 会

顾　　问　赵景涛
名誉主编　刘玉兰
主　　编　王晶桐
主编助理　付　瑶
编　　委（按姓氏笔画排序）
　　　　　王　岩　　王智峰　　冯桂建　　任　倩
　　　　　刘传芳　　刘孟宇　　李　洁　　杨　婧
　　　　　陈　宁　　陈国栋　　周艳华　　张国艳
　　　　　张媛媛　　黄文凤　　曹　珊　　崔亚齐
　　　　　彭　涛

U0197063

北京大学医学出版社

XIAOHUA NEIKE YI WENTI WEI ZHONGXIN DE JIAOXUE SHOUCE

图书在版编目（CIP）数据

消化内科以问题为中心的教学手册/王晶桐主编.
—北京：北京大学医学出版社，2011.8
ISBN 978-7-5659-0165-2

Ⅰ．①消…　Ⅱ．①王…　Ⅲ．①消化系统疾病—诊疗
Ⅳ．①R57

中国版本图书馆 CIP 数据核字（2011）第 068302 号

消化内科以问题为中心的教学手册

主　　编：王晶桐
出版发行：北京大学医学出版社（电话：010-82802230）
地　　址：(100191) 北京市海淀区学院路 38 号　北京大学医学部院内
网　　址：http://www.pumpress.com.cn
E - mail：booksale@bjmu.edu.cn
印　　刷：北京画中画印刷有限公司
经　　销：新华书店
责任编辑：高　瑾　　责任校对：金彤文　　责任印制：苗　旺
开　　本：787mm×1092mm　1/16　印张：9.25　字数：209 千字
版　　次：2012 年 9 月第 1 版　2012 年 9 月第 1 次印刷
书　　号：ISBN 978-7-5659-0165-2
定　　价：69.00 元

本书由
北京大学医学科学出版基金
资助出版

前　言

授人以鱼，不如授人以渔。教育的目标是在传授知识的同时，激发学习兴趣，让学生学会正确的学习方法，培养开放性的思维模式。

基于问题的学习方法（problem based learning，简称 PBL）起源于 20 世纪 50 年代的医学教育，是基于现实世界的问题、以学生为中心的教育方式。它强调把学习设置到复杂的、有意义的问题情景中，通过学习者的讨论、合作来解决真正的问题，从而学习隐含在问题背后的科学知识，培养解决问题的技能和自主学习的能力。PBL 鼓励自主探究，鼓励对学习内容和过程的反思，激发学习者的主动思维，该教学方法先后在多所医学院校中推广、修正。在 PBL 教学过程中，所设案例、所提问题必须对学习者具有一定的挑战性，能够使学习者有效解决问题的技能和高级思维能力得到发展，以确保在将来的工作中，学习者的能力能够有效地运用到实际问题的解决中，这就意味着 PBL 教材建设是推广 PBL 教学的关键。

教材是学生获取专业知识的重要工具，又是教师进行教学的准绳和讲授的蓝本，教材的质量直接影响教学质量。由于 PBL 目前在我国医学教育中仍处于改革、推广阶段，还没有一部适合其教学使用的通用教材，更没有教学参考书，如何重新构建 PBL 教材成为推广 PBL 教学的关键问题。为此，笔者通过国外学习并参考国外成熟的 PBL 病例，成立教材编写小组，在 2006 年起开始编写 PBL 教材，用于消化科见习学生的 PBL 教学。教材全部采用真实病例，按 PBL 教学的要求和学生的特点，以"问题"为核心编写，问题的提出遵循以下基本原则，以保证教学质量：

1. 问题必须能引出所学知识的基本概念、原理，由此出发设计要解决的问题。

2. 问题应该是临床工作中必须回答的，并且具有复杂性、连贯性，包含许多相互联系的部分。

3. 随着问题的解决，给学生提供反馈，让他们能够评价推理和学习策略的有效性，以提高其解决实际问题的能力。

教材在 2008 年完成初稿，随后用于 PBL 试验教学，在应用过程中不断听取学生及教师的反馈，经过多次修改后于 2011 年完成。之后，内心仍然惴惴不安，因为 PBL 教材是否取得良好的教学效果，是否能够被学生、教师接受还是未知数，但是为了提高教学质量，这种尝试与付出是值得的。

王晶桐

2011 年 4 月

目　录

病例1——腹痛、呕血、黑便

病例摘要

患者，男性，40岁，主因"反复上腹痛20余年，加重7天，黑便2天，呕血1天"于2005年9月17日收入院。

现病史： 患者20年来每于春秋季出现上腹痛，为持续性钝痛，不向周围放射，多于饥饿时出现，与体位无关，进食后或自服"胃得乐片"（具体剂量不详）症状可缓解，未予特殊诊治。7天前，患者受凉后再次出现上腹痛，口服"胃得乐片"腹痛无明显缓解。4天前，患者于夜间自觉腹痛加重难以入睡，自服"芬必得"（具体剂量不详）疼痛略缓解。2天前患者出现黑便，2次/天，量不详，未予重视。1天前患者晨起出现恶心，呕吐咖啡色液体400 ml左右，混有食物，伴头晕、心悸、大汗、乏力，无晕厥。遂于我院急诊就诊，考虑"上消化道出血"，为进一步诊治收入院。患者自发病以来，无反酸、嗳气，无胸痛、胸闷，无咳嗽、咳痰，无腹泻。精神弱，食欲欠佳，睡眠差，大便如前所述，小便正常。体重无明显变化。

既往史、个人史及家族史： 否认肝炎、结核等传染病史，"心绞痛"病史2年，目前服用拜阿司匹林肠溶片100 mg 1日1次，否认高血压、糖尿病、慢性肾病病史。否认食物、药物过敏史。吸烟20余年，10支/天，不饮酒。喜进食辛辣食物，无饮咖啡、浓茶嗜好。其父10年前因肺癌逝世，母亲有冠心病史。否认家族遗传病病史。

入院查体： 体温36.8℃，脉搏110次/分，呼吸17次/分，血压110/60 mmHg。神清，面色苍白，浅表淋巴结未及肿大，未见肝掌、蜘蛛痣。睑结膜略苍白，巩膜无黄染。双肺听诊呼吸音清，未闻及干、湿啰音。心界不大，心率110次/分，心律齐，各个瓣膜听诊区未闻及杂音。腹软，剑突下有轻压痛，无反跳痛及肌紧张。腹部未触及包块，肝脾肋下未触及。Murphy征阴性。肝区及双肾区无叩痛，移动性浊音阴性。肠鸣音6次/分。双下肢无水肿。

📧 **问题1：** 该病例主要临床特点是什么？

📧 **问题2：** 请列出常见的导致呕血的原因？如何鉴别上消化道出血和下消化道出血？

📧 **问题3：** 请分析该患者消化道出血的可能原因。该患者应进行何种检查？

问题 4：该病例的主要诊断及鉴别诊断是什么？

辅助检查：

血常规（2005-09-17）：WBC 12.2×10^9/L↑，NE% 76%↑，Hb 100 g/L↓，MCV 72 fl，PLT 380×10^9/L↑。

生化（2005-09-18）：ALT、AST、T-Bil、D-Bil、Cr 结果均在正常范围内。BUN：10.9 mmol/L↑。

胃镜（2005-09-18）：十二指肠球部变形，可见溃疡形成，中心可见黑色血痂（见图 1-1）。

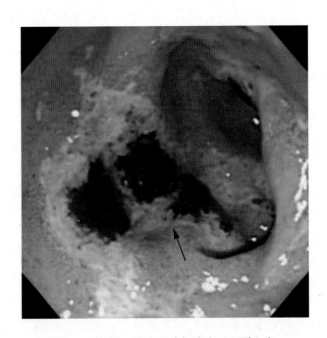

图 1-1　胃镜　箭头示球部溃疡，上覆血痂

问题 5：导致消化性溃疡的主要原因是什么？导致该患者消化性溃疡的原因有哪些？

问题 6：你认为目前对于该患者的病情，最重要的治疗是什么？

问题 7：每日应注意监测该患者哪些指标？

患者入院后予以禁食、补液，并给予静脉应用法莫替丁抑酸治疗后，患者仍间断排黑便，并伴有体温升高，每日体温峰值可达 38.4℃，发热前无畏寒，伴有咽部不适，无咳嗽、咳痰。查体：体温 38.1℃，脉搏 100 次/分，呼吸 14 次/分，血压

120/80 mmHg，心肺查体同前。

进一步辅助检查：

血常规（2005-09-19）：WBC 11.2×10^9/L↑，NE%72%↑，Hb 100 g/L↓，MCV 76 fl，PLT 380×10^9/L↑。

生化（2005-09-19）：急诊八项：BUN：12 mmol/L↑，余结果均在正常范围内。

问题8： 该患者目前治疗中有何不足？如何更改？临床使用质子泵抑制剂有无直接止血作用？质子泵抑制剂用于消化道出血的治疗机制是什么？其与 H_2 受体阻滞剂相比较有何优点？

问题9： 如果该患者经治疗后仍有间断黑便排出，该如何考虑？如何处理？

问题10： 该患者体温升高应该如何考虑？

问题11： 如何分析该患者 BUN 升高？

调整该患者治疗方案，停用法莫替丁，改用奥美拉唑 40 mg 静脉点滴 1 日 1 次，一周后恢复饮食，未再出现呕血、黑便，排黄色软便，体温恢复正常。多次复查便常规隐血阴性。血常规（2005-09-22）：WBC 6.0×10^9/L，Hb 96 g/L↓，MCV 74 fl，PLT 386×10^9/L↑。血常规（2005-09-26）：WBC 5.6×10^9/L，Hb 94 g/L↓，MCV 72 fl，PLT 372×10^9/L↑。

问题12： 该患者停止呕血及便血数日，但血红蛋白较前日略有下降，生命体征平稳，该如何分析？

问题13： 该患者失血为急性失血还是慢性失血？是否需要输血？

问题14： 该患者是否需要补充铁剂？如果需要，如何补充？

患者经静脉补充铁剂后血红蛋白平稳上升，自觉乏力症状缓解。准备出院。

问题15： 该患者能否继续服用阿司匹林？为什么？如果该患者继续服用阿司匹林，该如何预防消化性溃疡的再次发生？换用氯吡格雷后消化道出血概率能否下降？

问题16： 该患者胃镜病理未行活检，尿素酶实验阴性，能否确认该患者没有幽门螺杆菌（Hp）感染？如果不能，该如何检查方能明确患者有无 Hp 感染？

📖 **问题 17：消化性溃疡的手术指征是什么？**

患者出院一个月后复查胃镜：球部变形，可见瘢痕。病理提示 Hp（＋）。

📖 **问题 18：Hp 根治的指征是什么？请列出详细治疗方案。**

随访：

患者根治 Hp 后未再出现上腹痛，定期监测便隐血均为阴性，Hb 稳定于 120～130 g/L。

病例小结

中年男性，慢性病程，急性加重。初始为上腹痛，饥饿痛，进餐或服用"胃药"可缓解；1 周来（秋季）加重，伴夜间疼痛，有服用非甾体抗炎药（NSAID）病史。近期出现呕血、黑便，1 天前晨起出现恶心，呕吐咖啡样物质，伴心悸、头晕、大汗、乏力。查体面色苍白，睑结膜略苍白，剑突下轻压痛。根据患者临床表现，消化道出血诊断明确，考虑为上消化道出血。化验结果示轻度贫血，WBC 及 PLT 增高，BUN 升高，行胃镜检查示十二指肠球部溃疡形成，中心有血痂，考虑"十二指肠球溃疡伴出血"诊断明确。

消化道出血分为上消化道出血及下消化道出血（以 Treitz 韧带为界），上消化道出血多以黑便或呕血为主要表现。上消化道出血有多种分类方法，临床上常用的分类方法将其分为①上消化道疾病；②门脉高压相关出血；③上消化道邻近组织或器官疾病；④全身性疾病。常见原因有消化性溃疡、急性胃黏膜病变、食管胃底静脉曲张出血、胃癌。消化道大出血是指出血量大，短时间内出血量达 800～1000ml，对患者生命造成巨大威胁的出血。2004 年在美国加州大学统计的导致上消化道大出血的原因中，消化性溃疡占 38%，食管胃底静脉曲张占 16%，食管炎占 13%，不明原因造成者占 8%，上消化道肿瘤占 7%，血管瘤及毛细血管扩张占 6%，Mallory-Weiss 综合征占 4%，化学烧伤占 4%，Dieulafoy 病变占 2%。

本病例结合患者症状，考虑消化性溃疡可能性大，后行胃镜证实患者为十二指肠球溃疡伴出血。消化道出血的诊断思路如下：①消化道出血诊断的确立；②出血严重程度的估计和周围循环状态的判断；③出血是否停止的判断；④鉴别上消化道出血和下消化道出血；⑤消化道出血的病因诊断；⑥预后评估。上消化道出血多表现为呕血、黑便，如失血量大，则出现周围循环衰竭的表现，检查呕吐物或便隐血试验阳性，Hb、RBC、血细胞比容下降，BUN 可升高。对于消化道出血的患者应每日监测血压及心率（心率变快有时是最早反映再出血的指标），注意有无呕血及黑便再次发生，定期复查血、便常规。首选内镜检查以明确诊断，一般给予禁食、补液、抑酸治疗。使用质子泵抑制剂（PPI）抑酸治疗对于止血非常重要，因为在 pH 值小于 5 的胃液中血凝块会被迅速消化，而应用 PPI 后可以提高胃内 pH 值，PPI 的应用为血小板聚集以及血浆凝血功能所诱导的止血作用提供了必要的条件。

对于食管胃底静脉曲张破裂出血的患者可行内镜下硬化或套扎治疗。如内科积极治疗出血仍不停止，需进行外科手术治疗。

导致消化性溃疡反复发作的重要病因之一是幽门螺杆菌（Hp）感染，消化性溃疡患者的 Hp 检出率显著高于对照组的普通人群，而且大量临床证据表明成功根治 Hp 后溃疡复发率明显下降，用常规抑酸药治疗后溃疡的年复发率为 50%～70%，而根治 Hp 后的消化性溃疡复发率小于 5%。所以消化性溃疡的治疗中重要环节就是检测和根治 Hp。

此外 Hp 感染与胃炎、胃癌、胃 MALT 淋巴瘤等疾病密切相关。目前 Hp 合并下列情况建议根治治疗：①必须治疗的疾病：消化性溃疡、早期胃癌术后、胃 MALT 淋巴瘤、慢性胃炎伴胃黏膜萎缩糜烂。②Hp 伴有下列情况时支持进行根治 Hp 治疗：慢性胃炎伴消化不良症状、计划长期使用 NSAID 药物、胃癌家族史、不明原因缺铁性贫血、特发性血小板减少性紫癜、淋巴细胞性胃炎、胃增生性息肉、肥大性胃炎。此外，需长期使用 PPI 类药物（如反流性食管炎）的患者，伴有 Hp 感染发生萎缩性胃炎的概率增加，所以准备长期使用 PPI 的患者建议首先检查 Hp 感染情况并根治。

目前临床常用检测 Hp 的方法包括 C^{13} 呼气实验、胃镜活检组织进行快速尿素酶检测、胃镜取组织做特殊染色等。C^{13} 呼气实验为无创、无痛苦检查，价格较胃镜检查低，没有胃镜的风险和并发症。但是，本检查前短期内如果使用抗生素、抑酸药物，则 Hp 的尿素酶活性会受到抑制，从而出现假阴性。同样的道理，胃镜取组织行快速尿素酶检测时在上述情况下也会出现假阴性。所以准备进行胃镜和 C^{13} 呼气实验前 1 个月内应避免使用抑酸药和抗生素。使用抑酸药和抗生素治疗的患者，Hp 的定植部位会向胃体移位，在胃窦取病理检测会出现假阴性。此时需要同时在胃体取病理，检测 Hp。

病例 2——腹痛

病例摘要

患者，女性，43岁，主因"间断腹痛7天，加重16小时"于2006年4月20日收入院。

现病史： 患者7天前无明显诱因出现上腹部疼痛，疼痛向腰背部放射，伴有恶心、呕吐，上述症状可自行缓解，未予特殊诊治。16小时前，患者突发上腹部疼痛，疼痛向右侧腰背部放射，伴有恶心、呕吐，呕吐物为胃内容物，10小时前出现畏寒、发热，体温高达38℃，伴心慌，无乏力、头晕。遂就诊于我院急诊，行血常规检查示：Hb 149 g/L，WBC $12×10^9$/L。为进一步诊治收入院。患者自发病以来无腹泻、血便，无反酸、嗳气，无胸痛、胸闷，无咳嗽、咳痰。精神弱，食欲尚可，睡眠差，大便1~2次/天，为成形软便，自觉大便颜色较前变浅，小便色黄。体重近期无明显变化。

既往史、个人史及家族史： 既往体健，否认肝炎、结核等传染病史，否认高血压、冠心病、糖尿病、慢性肾病病史。否认食物、药物过敏史。无吸烟、饮酒嗜好。其父体健，其母患有胆囊结石。否认家族肿瘤和遗传病病史。

入院查体： 体温37.9℃，脉搏95次/分，呼吸22次/分，血压130/60 mmHg。体型肥胖。神清，浅表淋巴结未及肿大，未见肝掌、蜘蛛痣。睑结膜无苍白，巩膜轻度黄染。双肺听诊呼吸音清，未闻及干、湿啰音。心界不大，心率95次/分，心律齐，各瓣膜听诊区未闻及杂音。腹平坦，腹软，中上腹及下腹部有广泛压痛，无反跳痛。腹部未触及包块，肝脾肋下未触及。Murphy征阴性，肝区叩痛阳性。移动性浊音阴性。肠鸣音2~5次/分。双下肢无水肿。

📋 **问题1：** 该病例主要临床特点是什么？

📋 **问题2：** 目前为止，你认为最可能的诊断是什么？请列出诊断依据及鉴别诊断。

📋 **问题3：** 该患者应进行何种检查？

辅助检查：

血常规（2006-04-20）：RBC $5.6×10^{12}$/L，Hb 149 g/L，WBC $20×10^9$/L↑，NE%92%↑，PLT $347×10^9$/L↑。

生化（2006-04-20）：AST 567 U/L↑，ALT 483 U/L↑，T-Bil 38 μmol/L↑，D-Bil 28 μmol/L↑，LDH 1448 U/L↑，ALB 40 g/L，Urea 6.6 mmol/L，Glu（空腹）6.4 mmol/L↑。

血淀粉酶（2006-04-20）：2966 U/L↑。

腹部超声（2006-04-21）：胆囊壁增厚，可见胆囊结石，胆总管中段可见结石影；胰腺弥漫性增大，以胰头为著，网膜囊及盆腔内可见积液。

增强 CT 扫描（2006-04-22）：胆总管末段可见一类圆形高密度影，边缘光滑，直径约 0.5 cm，胆总管未见扩张，胆总管直径约 0.8 cm。胆囊内可见多枚直径在 0.3～0.8 cm 的类圆形高密度影，胰腺弥漫性增大，胰体及胰尾可见局部病灶密度减低，考虑胰腺坏死，胰腺周围可见积液（见图 2-1）。

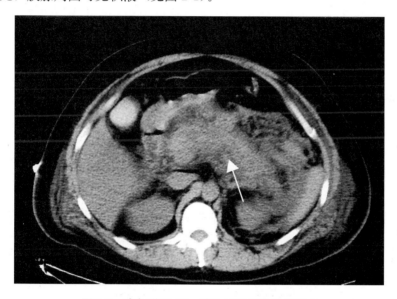

图 2-1　腹部增强 CT　箭头示胰腺弥漫性增大

问题 4：解释造成患者症状及上述检查结果的机制。

问题 5：请列出可以导致血淀粉酶水平升高的疾病。

问题 6：血淀粉酶及脂肪酶升高到何种水平可以辅助诊断胰腺炎？比较淀粉酶及脂肪酶在诊断急性胰腺炎中的不同价值。

问题 7：单纯尿淀粉酶升高可否诊断急性胰腺炎？为什么？

问题 8：淀粉酶升高的程度是否能够反映胰腺炎的严重程度？

问题 9：请判断该患者急性胰腺炎的严重程度（轻型或者重型胰

腺炎)？请列出 Ranson 诊断标准以及 CT 对于胰腺炎的分级。

问题 10：你认为目前对于该患者，最重要的治疗是什么？是否需要应用抗生素？如需要使用，选择抗生素的主要原则是什么？

根据患者症状、体征及检查结果，考虑患者为"急性胆源性胰腺炎，胆总管结石，胆系感染?"，给予患者禁食、胃肠减压、补充晶体液、抑酸、镇痛、止吐等治疗。同时给予患者头孢西啶 1 g 每 8 小时一次静脉点滴抗感染治疗。入院后患者体温曾降至 36.5℃，入院 48 小时患者出现畏寒、寒战，体温升高至 40.5℃，伴有轻度嗜睡。复查血常规：WBC 19×10^9/L↑，NE% 95%↑，Hb 120 g/L（下降水平 > 10%），ALB 32 g/L↓，T-Bil 98 μmol/L↑，D-Bil 76 μmol/L↑。血氧饱和度正常，无酸中毒。胸片提示：双肺少量胸腔积液。期间排灰白色大便一次。复查 B 超见胆总管末段结石，直径约 0.5 cm，胆管扩张，胆总管直径 1.2 cm。

问题 11：请解释该患者 Hb 和 ALB 下降的原因。

问题 12：该患者是否需要加用生长抑素？如何使用？

问题 13：本患者此时最可能继发何种疾病？应该如何治疗？

问题 14：如何评价治疗效果？每日应注意监测该患者哪些指标？

急诊行 ERCP 检查提示：壶腹部正常，胰管正常，胆总管扩张，胆囊管未闭，胆囊内可见多发结石。胆总管末段可见一直径 0.5 cm 充盈缺损，行括约肌切开术，立即引流出黑色胆汁及直径 0.5 cm 球形结石。胆汁培养出极少混合微生物菌落。术后患者腹痛好转，术后第二天患者体温下降。

问题 15：何为 ERCP 及 EST？请列举急性胰腺炎治疗中 ERCP 及 EST 的作用及指征。

问题 16：请列出急性胰腺炎需外科干预的指征。

ERCP 术后继续给予患者禁食、补液、抗感染治疗一周，此后患者腹痛症状明显减轻，体温恢复正常，无排气，近一周未排便。查体：神志清楚，腹软，剑突下压痛阳性，无反跳痛及肌紧张。肠鸣音弱，1 次/分。

进一步辅助检查：

血常规（2006-04-30）：Hb 136 g/L，WBC 9×10^9/L，NE% 72%↑，PLT 236 $\times 10^9$/L。

生化（2006-04-30）：AST 40 U/L，ALT 36 U/L，T-Bil 18 μmol/L↑，LDH 418 U/L↑，ALB 46 g/L，Urea 6.0 mmol/L，Glu 5.8 mmol/L。

血淀粉酶（2006-04-30）：615 U/L↑。

问题 17：此时能否给予患者肠内营养？如果可以，应该如何进行肠内营养？肠内营养有什么优越之处？

问题 18：该患者恢复饮食时摄入的不同种类食物应按照什么顺序逐渐恢复？

问题 19：肠鸣音恢复是否是决定能否进行肠内营养的决定因素？

问题 20：请列举急性胰腺炎的并发症。

经肠内营养支持治疗一周后，该患者康复出院，患者择期行胆囊摘除术。术后定期监测腹部 B 超。此后患者腹痛未复发。

病例小结

中年女性，急性病程。入院前 16 小时突发上腹痛，伴右腰背部放射痛及恶心、呕吐，查体巩膜轻度黄染，中上腹及下腹部广泛压痛，化验检查示 WBC 及 NE% 增高，AST、ALT、T-Bil 及 LDH 增高，血淀粉酶增高＞正常 3 倍以上，腹部超声及腹部 CT 均提示胆囊结石，胆总管结石，胰腺出血坏死。考虑"急性胆源性胰腺炎，胆总管结石"。给予患者禁食、补液、止痛、抗感染等治疗，症状无缓解；48 小时后患者 Hb 及 ALB 下降，体温升高，考虑"重型急性胰腺炎"，即行 ERCP，行括约肌切开取石术，术后患者症状缓解，体温降至正常，临床痊愈，择期摘除胆囊。

急性胰腺炎是由于胰腺分泌的胰酶在胰腺内被激活后引起胰腺及胰周围组织自我消化的急性化学性炎症，分为急性轻型胰腺炎和重型胰腺炎。我国多由胆石症引起，部分为饮酒所致，临床以急性上腹痛、恶心、呕吐、发热、血和尿淀粉酶增高为特点。实验室检查可发现：1. 白细胞增多及中性粒细胞核左移。2. 血淀粉酶在起病后6～12 小时开始升高，48 小时开始下降，持续 3～5 天。血清淀粉酶升高常超过正常值3 倍。淀粉酶的高低不一定反映病情轻重，尿淀粉酶升高较晚，在发病后 12～14 小时开始升高，下降缓慢，持续 1～2 周。3. 血清脂肪酶常在起病后 24～72 小时开始上升，持续 7～10 天，对病后就诊较晚的急性胰腺炎患者有诊断价值，且特异性也较高。影像学检查方面，腹部 B 超及 CT 对急性胰腺炎的诊断和鉴别诊断、评估严重程度，特别是对鉴别轻型和重型胰腺炎，以及附近器官是否受累方面具有重要价值。Ranson 于 1974 年提出预测急性胰腺炎严重程度的指标 11 项：1. 入院时：①年龄＞55 岁；②白细胞数＞16×10^9/L；③血糖＞11.2 mmol/L；④LDH＞350 U/L；⑤AST＞250 U/L；2. 入院 48 小时：①血细胞比容下降＞10%；②肌酐升高＞1.79 mmol/L；③血清钙<2 mmol/L；④动脉血 PO_2<8 kPa；⑤碱缺乏>4 mmol/L；⑥估计体液丢失>6000 ml。Ranson 标准中有≥3 项考虑重型急性胰腺炎，预后较差。大多数急性胰腺炎属于轻型急性胰腺炎，经禁食、补液、抑酸、止痛等治疗后 3～5 天即可好转。重型胰腺炎必须采取综合措施，维持水、电解质平衡，给予营养支持，常规使用抗生素，并应用生长抑素抑制胰液分泌。ERCP 适用于胆源性胰腺炎合并胆道梗阻或胆道感染者，行 Oddi 括约肌切开术或放置鼻胆管引流可大大缓解病情。

轻型胰腺炎 3～5 天即可缓解，并不需要营养支持，但重型胰腺炎病情重、消耗大、禁食时间长，建议进行营养支持，目前营养支持主要包括肠内营养支持和肠外营养支持。前者在维持免疫应答和肠道完整性、减少细菌和内毒素移位方面效果更佳。胰腺炎患者进行肠内营养的途径公认为空肠为佳，因为空肠给予营养可以有效避免头相、胃相和十二指肠相的胰腺外分泌刺激，减少胰腺的外分泌，有利于控制病情、早期修复。经空肠进行营养支持主要有三种方法：鼻空肠置管、经鼻内镜空肠造瘘、手术空肠造瘘，由于内镜操作即可完成，创伤小，故临床常选择经鼻空肠置管完成重型胰腺炎的肠内营养治疗。

病例 3——腹胀、呕血

病例摘要

患者，男性，50 岁，主因"腹胀一个月余，呕血 4 天"于 2007 年 12 月 17 日收入院。

现病史： 患者一个月余前无明显诱因出现腹胀，餐后明显，伴有乏力、食欲减退，无其他不适，未予特殊诊治。4 天前患者饮酒后出现腹胀、恶心，呕暗红色血液 20 ml，就诊于我院急诊，再次呕鲜血约 1 L，并排暗红色便 3 次，量不详。予以补液、醋酸奥曲肽注射液（善宁）及质子泵抑制剂抑酸治疗，此后患者未再出现呕血及便血症状。今为进一步诊治收入院。患者自发病以来，偶有刷牙出血，无发热、反酸、嗳气，无腹痛、腹泻，无晕厥，无胸痛、胸闷，无咳嗽、咳痰。精神弱，食欲、睡眠尚可，二便如上所述。近一个月体重增加约 5 kg。

既往史、个人史及家族史： 患者 5 年前体检诊断为"脂肪肝"，自述肝功能异常（具体不详），未诊治。1 年前患者曾出现恶心、大汗、焦躁，伴肌震颤，诊断为"酒精戒断综合征"。9 天前患者因饮酒后摔伤膝盖，自服"布洛芬"。否认肝炎、结核等传染病史，否认高血压、冠心病、糖尿病、慢性肾病病史。否认食物、药物过敏史。无化学物质、毒物等接触史。饮酒 10 余年，约每天 4 瓶啤酒；吸烟 20 余年，每天 20 支。其父因车祸去世，其母体健。否认家族肿瘤和遗传病病史。

入院查体： 体温 37.6℃，脉搏 90 次/分，呼吸 28 次/分，血压 90/60 mmHg。神清，精神差，淡漠，对答切题，时间、空间、地点定向力正常，查体合作。面色苍白，贫血貌，皮肤轻度黄染。浅表淋巴结未及肿大。无肝掌，面部及颈部可见蜘蛛痣。睑结膜苍白，巩膜黄染。双肺听诊呼吸音清，未闻及干、湿啰音。心界不大，心率 95 次/分，心律齐，心尖部可闻及轻微收缩期杂音，余各瓣膜听诊区未闻及杂音。腹部膨隆，未见明显腹壁静脉曲张，腹部张力高，无压痛、反跳痛及肌紧张。肝肋下可及 2～3 cm，肝缘不规则，有触痛，质硬，脾于左侧肋缘下可及 6 cm，质软，无触痛。移动性浊音阳性，肠鸣音弱。双下肢有轻度可凹性水肿。

问题 1：该病例主要临床特点是什么？

问题 2：你认为该患者最可能的诊断是什么？请进行诊断及鉴别诊断。

问题 3：该患者应该进行何种检查？

辅助检查：

血常规（2007-12-17）：RBC 3.2×10^{12}/L↓，Hb 70 g/L↓，WBC 2.8×10^9/L↓，HCT 0.23↓，MCV 100 fl↑，MCH 34 pg，MCHC 320 g/L，PLT 50×10^9/L↓。

尿常规（2007-12-17）：RBC 5.0/HPF，WBC 0.46/HPF，Bil（＋），Glu 0.3 mmol/L，SG 1.015，蛋白阴性。

电解质分析（2007-12-17）：K^+ 2.8 mmol/L↓，Na^+ 125 mmol/L↓，Cl^- 106 mmol/L。

生化（2007-12-17）：AST 110 U/L↑，ALT 60 U/L↑，T-Bil 54 μmol/L↑，ALB 23 g/L↓，Urea 8 mmol/L，Cr 230 μmol/L↑。

凝血分析（2007-12-17）：PT 18 s↑，PTA 40%↓，APTT 48 s↑，INR 1.6↑。

血气分析（2007-12-18）：pH 7.45，PaO_2 70 mmHg↓，PCO_2 30 mmHg↓，HCO_3^- 20 mmol/L↓。

腹水（2007-12-18）：白蛋白 7 g/L，SAAG 15 g/L。

腹部超声（2007-12-18）：肝轻度增大，边缘不规则，脾中度增大，大量腹水，门静脉血栓形成（见图3-1、图3-2、图3-3）。

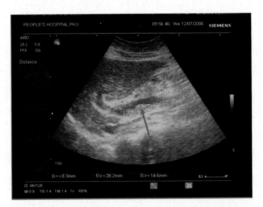

图 3-1 腹部超声 箭头示门静脉血栓

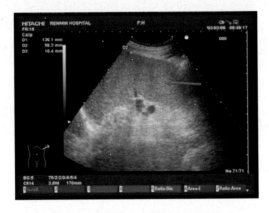

图 3-2 腹部超声 箭头示脾增大

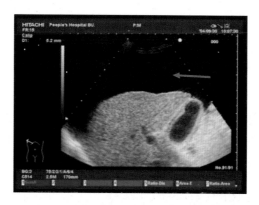

图 3-3 腹部超声 箭头示大量腹水

胃镜检查（2007-12-19）：内镜下可见食管静脉曲张，有血液渗出，胃内可见大量新鲜血液。十二指肠黏膜正常，内镜下对 3 条曲张静脉进行硬化治疗，出血得到控制（见图 3-4）。

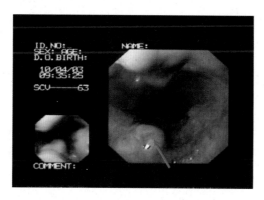

图 3-4 胃镜 箭头示食管静脉曲张

问题 4：根据上述检查，请明确该患者目前的诊断。

问题 5：请为该患者制订主要治疗方案。

问题 6：你认为目前需要密切监测该患者哪些指标（包括症状、体征、化验检查）？

问题 7：什么是血清腹水白蛋白梯度（SAAG）？SAAG 水平有何意义？

问题 8：是否需要给予患者抗生素治疗？使用抗生素治疗的目的是什么？

入院后患者腹胀症状加重，伴少尿，24 小时尿量约 250ml。予以螺内酯 100 mg、呋塞米 20 mg 1 日 1 次利尿治疗，限制每日液体摄入量在 1.5L 左右，患者症状无改善，遂将螺内酯调整为 400 mg，呋塞米调整为 100 mg。患者症状仍无缓解，复查电解质提示血钠下降，为 125 mmol/L。遂停止利尿，给予静脉补充白蛋白治疗。此后 1 周患者仍间断出现黑便（具体量不详），腹胀症状持续加重，腹部超声提示腹水仍为大量。患者随后出现定向力障碍，烦躁，难以配合检查及治疗，神经系统查体发现扑翼样震颤阳性，病理征阴性，心肺腹查体同前。辅助检查：血钾 2.9 mmol/L，给予乳果糖灌肠治疗并纠正低血钾后，患者定向力及意识逐渐恢复。

问题 9：请分析患者少尿的原因。

问题 10：请分析患者出现定向力障碍的原因及发生机制。

问题 11：如何评价肝硬化患者肝的储备功能？什么是 Child-Pugh 分级？

随访：

患者与家属协商后考虑行肝移植治疗，遂入住肝胆外科等待手术。

病例小结

患者中年男性，慢性病程，急性发作。几周前出现腹胀，伴乏力，食欲减退，此次因呕血入院，既往有大量饮酒史，脂肪肝病史，近期服用 NSAID 药物，考虑上消化道急性出血。查体慢性病容，贫血貌，面部、颈部可见"蜘蛛痣"，肝大，边缘不规则，脾大，移动性浊音阳性，双下肢水肿；化验结果示三系减少，肝功能异常，ALB<30 g/L，凝血酶原时间（PT）延长大于 5 秒，PTA 下降，SAAG>11 g/L，腹部超声示肝脾大，大量腹水，胃镜示食管静脉曲张，目前考虑"肝硬化，食管静脉曲张破裂出血"可能，结合患者既往有大量饮酒史，考虑"酒精性肝硬化"可能性大。行内镜下止血治疗，予补液、利尿治疗后症状无缓解，仍少尿，反复出血，血钾及血钠下降，肌酐增高，考虑"肝肾综合征"可能。此后患者出现定向力障碍，烦躁，考虑"肝性脑病"可能，积极治疗后好转，建议患者行肝移植治疗。

肝硬化是一种常见的由不同原因引起的以肝弥漫性纤维化、假小叶和再生结节形成为特征的慢性进行性肝病，多系统受累，以肝功能损害和门脉高压为主要表现，晚期常出现消化道出血、肝性脑病、继发感染等严重并发症。我国大多为乙型肝炎后肝硬化，近些年来酒精性肝硬化发病率有所上升，其他原因包括血吸虫病、胆汁淤积、循环障碍、工业毒物、药物、营养障碍及自身免疫疾病等。肝硬化临床表现多样，起病常隐匿，病情进展缓慢，可潜伏 3～5 年或 10 年以上，少数因短期大片肝坏死，

3～6个月可发展成肝硬化。临床上分为肝功能代偿期和失代偿期。代偿期症状较轻、缺乏特异性，可表现为疲乏无力、食欲减退、腹胀不适、恶心、上腹隐痛，间断性因劳累或伴发其他疾病而出现，休息或治疗后可缓解，查体肝轻度肿大，质地坚硬或偏硬，无或有轻度压痛，脾轻至中度肿大，肝功能检查正常或轻度异常。失代偿期全身症状明显加重，呈肝病面容、水肿、上腹部饱胀不适、恶心、纳差、腹胀、腹泻、黄疸等，有出血倾向，贫血，常并发食管、胃底静脉曲张，门脉高压性胃病。化验血常规三系减少，ALT、AST 水平升高，胆固醇水平降低，白蛋白水平降低，γ-球蛋白升高，PT 延长。此患者病程中出现少尿，考虑为肝肾综合征（HRS），又称功能性肾衰竭，表现为自发性少尿或无尿，氮质血症，稀释性低钠血症和低尿钠，但肾无明显病理改变，原因为有效循环血容量不足造成肾前性肾衰竭。目前肝硬化尚无特效治疗，主要针对病因治疗及加强一般治疗，失代偿期以对症治疗、改善肝功能和治疗并发症为主。对于上消化道出血患者，给予禁食、静卧、监护、补充血容量、纠正休克，止血通常使用垂体后叶素、生长抑素或三腔二囊管压迫止血，也可于内镜下进行硬化剂注射、静脉套扎、喷洒或注射药物，终末期可考虑行手术治疗。

　　肝性脑病是严重肝病引起的以代谢紊乱为基础的中枢神经系统功能失调综合征，其主要表现是意识障碍、行为失常和昏迷，又称肝性昏迷。发病机制目前以氨中毒学说为主。治疗应及时去除病因，如感染及上消化道出血，避免快速和大量排钾利尿和放腹水，纠正水、电解质和酸碱平衡失调，可使用乳果糖灌肠。

附：Child-Pugh 分级

临床生化指标	1分	2分	3分
肝性脑病（级）	无	1～2	3～4
腹水	无	少量	中量、大量
总胆红素（μmol/L）	<34	34～51	>51
白蛋白（g/L）	>35	28～35	<28
凝血酶原时间延长（s）	<4	4～6	>6

　　A级：5～6分，B级：7～9分，C级：10～15分。

病例 4——胸痛

病例摘要

患者，男性，58岁，主因"反复胸痛3个月"于2002年6月9日收入院。

现病史： 患者3个月来反复出现胸痛，疼痛位于胸骨后，为烧灼样疼痛，每次持续30分钟至2个小时，每周发作3～4次，偶向后背部放射。症状多于夜间平卧时发作，进食过多、弯腰时也可发生上述症状，疼痛与活动及劳累无明显关系。曾于外院就诊，诊断为"冠心病"，给予硝酸甘油治疗，症状无缓解，期间行运动平板试验及冠状动脉造影检查，结果均为阴性。今为进一步诊治收入我院。患者自发病以来，偶有早饱、反酸以及上腹部灼热感，无恶心、呕吐、吞咽困难、吞咽痛；偶有咳嗽，无发热、咳痰、咯血、呼吸困难；无心悸、头晕。精神较差，食欲尚可，睡眠差，大便1～2次/天，为成形黄色软便，无柏油便、血便，小便正常。近期体重无明显变化。

既往史、个人史及家族史： 既往体健，否认肝炎、结核等传染病史，否认高血压、糖尿病、慢性肾病病史，否认外伤及手术史，否认食物、药物过敏史。无烟酒嗜好。父母体健。否认家族肿瘤和遗传病病史。

入院查体： 体温36.5℃，脉搏72次/分，呼吸12次/分，血压110/80mmHg。神志清楚，面色红润，浅表淋巴结未及肿大，未见肝掌、蜘蛛痣。睑结膜无苍白，巩膜无黄染，口唇无发绀。双肺听诊呼吸音清，未闻及干、湿啰音。心界不大，心率72次/分，心律齐，各个瓣膜听诊区未闻及杂音。腹部平坦，未见胃肠型及蠕动波，腹软，无压痛、反跳痛及肌紧张，肝脾肋下未触及，未及包块。Murphy征阴性。肝区及双肾区无叩痛，移动性浊音阴性。肠鸣音5～6次/分。双下肢无水肿。

📋 问题1：该病例主要临床特点是什么？需要考虑哪些疾病？

📋 问题2：为进一步明确诊断，还需要进行何种检查？

📋 问题3：如何鉴别非心源性胸痛（NCCP）以及心源性胸痛（CCP）？

辅助检查：

胃镜（2002-06-11）：食管通畅，黏膜光滑，齿状线距门齿40cm，齿状线清晰，未见溃疡及糜烂，贲门口松弛。胃底黏膜花斑，黏液池透明，胃体花斑，胃角光整，胃窦黏膜花斑，幽门口圆，开放好，十二指肠球部未见溃疡及糜烂。尿素酶试验阴性（见图 4-1）。

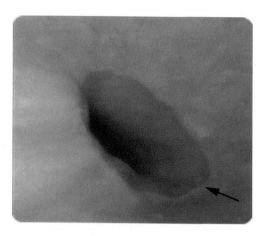

图 4-1　胃镜　箭头示齿状线

食管动力检查（2002-06-12）：下食管括约肌静息压 5 mmHg，松弛率 90%，食管蠕动为传导性，体部远端蠕动幅度下降，可见无效蠕动。

动态食管 pH 监测（2002-06-12）：24 小时反流次数 66 次，长反流次数 6 次，pH<4.0 的时间百分比为 7.3%，症状指数 80%，DeMeester 积分 29.4 分（见图 4-2）。

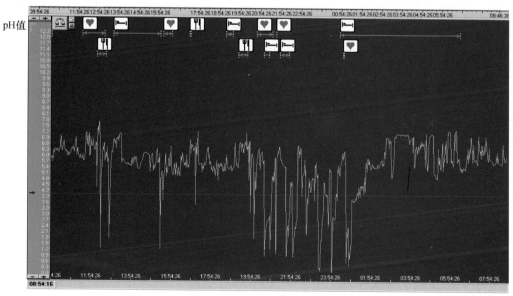

图 4-2　动态食管 pH 监测图

📋 问题 4：目前为止，你认为最可能的诊断是什么？请列出诊断依据，并进行鉴别诊断。

📋 问题 5：试解释患者症状、体征及相关检查结果的发生机制。

📋 问题 6：解释何为：非心源性胸痛（NCCP）、胃食管反流病（GERD）、内镜阴性（非糜烂）反流病（NERD）、反流性食管炎（RE/EE）以及功能性烧心。

📋 问题 7：请阐述幽门螺杆菌（Hp）和 GERD 的关系。

📋 问题 8：请列出 GERD 的食管外表现以及 GERD 的远期并发症。

📋 问题 9：应该给予该患者何种治疗？请列出长期治疗计划，包括生活方式、药物治疗。说明手术治疗的指征。

给予患者奥美拉唑 20 mg/d 口服治疗 3 天后，患者胸痛等症状逐渐缓解，患者出院。

📋 问题 10：该患者出院后，应该注意哪些事项，以防止上述症状再次发作。

患者出院后未再复诊，持续服用奥美拉唑 20 mg/d 4 年，未再出现上述症状。2 年前患者常规体检时发现 Hb 100 g/L，MCV 108 fl，便隐血阴性。

📋 问题 11：患者无不适主诉，查体发现贫血，请分析患者贫血的原因。该患者下一步应进行何种检查？

询问病史，患者无偏食习惯；行血清叶酸和维生素 B_{12} 水平检查，结果为：$VitB_{12}$ 水平下降；胃镜检查及病理未发现萎缩迹象，肠镜检查中回肠末端未发现明确病变。遂逐渐停用奥美拉唑治疗，同时给予补充维生素 B_{12} 等治疗两个月后，患者 Hb 及 MCV 恢复正常，胸痛症状未再发作。

📋 问题 12：阐述质子泵抑制剂（proton pump inhibitor，PPI）治疗 GERD 的原理，长期应用 PPI 的副作用及解决办法。

患者在停用奥美拉唑治疗后 6 个月，Hb 125 g/L，MCV 90 fl，再次出现胸骨后烧灼样疼痛，发作特点同前。再次就诊于我院门诊，根据患者病史，给予奥美拉唑 20 mg/d

口服治疗。此后患者未再出现胸痛症状。

　　📋 问题 13：针对该患者目前的状况，你要采取的措施是什么？

　　📋 问题 14：根据蒙特利尔 GERD 定义全球共识意见，结合国情，谈谈你对该例患者诊治的认识？

病例小结

　　中年男性，慢性病程，以反复发作的胸部烧灼样疼痛为主要表现。针对患者中老年男性，出现胸痛症状，应首先考虑影响患者生存的心源性胸痛，但是患者胸痛与活动及劳累无关，持续时间大于 30 分钟，运动试验及冠状动脉造影均为阴性，考虑患者心源性胸痛可能性不大。根据患者胸痛为烧灼感，常于卧床时发生，进食过多、弯腰时可诱发，故应考虑胃食管反流病可能。虽然患者内镜检查未发现反流性食管炎，但患者食管动力检查提示食管下括约肌静息压降低，24 小时动态 pH 值监测提示存在病理性反流及与症状相关的反流证据，故考虑可能为内镜阴性的胃食管反流病，即非糜烂性反流病，患者应用抑酸药物治疗后胸痛症状缓解，进一步证实了胃食管反流病的诊断。

　　胃食管反流病的发生有多种因素参与，包括食管本身抗反流机制的缺陷，如食管下括约肌（lower esophageal sphincter，LES）静息压下降或一过性下食管括约肌松弛增加，食管裂孔疝等；也有食管反流物清除功能的下降，如食管体部蠕动下降等。既往曾经认为幽门螺杆菌（Hp）感染可以降低胃食管反流病的发生，但是无论在流行病学、根除 Hp 后胃食管反流病的发病率和治疗效果，还是胃食管反流病复发等方面，相关研究依然互相矛盾。

　　胃食管反流病患者在症状上常有反流、胸骨后烧灼感等典型表现，部分患者尚有咳嗽、声嘶、咽部异物感、支气管哮喘等食管外症状。在诊断上，可以采用症状问卷、药物治疗试验、内镜检查、食管 pH 值监测、食管胆汁监测等方式对患者进行诊断及评估；尚可采用阻抗监测了解非酸反流、常规测压检查或者高分辨率测压评估食管的功能。鉴别诊断特别需要注意除外心源性胸痛及其他非心源性胸痛（如胡桃夹食管）、功能性烧心等，胡桃夹食管一般在食管压力测定时可以发现呈传导性高幅度的食管体部蠕动波，而功能性烧心则缺乏反流的客观证据。在治疗方面，针对其发病的多种因素，常常采取如下措施：①改善生活方式：如抬高床头 15～20cm，戒烟戒酒（烟草、酒精可削弱食管酸廓清能力，降低 LES 压力，削弱食管上皮的保护功能），少进食脂肪、巧克力、茶、咖啡等食物。②药物治疗：H_2 受体阻滞剂、PPI、促动力药、黏膜保护剂等均可选择；过去一般先选择黏膜保护剂、H_2 受体阻滞剂、促动力剂等药物，逐渐应用到抑酸效果最强的 PPI 制剂，此为升阶法（step-up），现在更加主张首先应用足量 PPI 制剂，快速缓解症状、促进食管炎症愈合，在控制食管炎不复发、症状持续缓解的基础上，逐渐减量，或者换用较弱抑制胃酸的药物，此为降阶法（step-down）。在经济效益比及患者满意度等方面，降阶法要优于升阶法。胃食管反流病是慢性复发性疾病，需要长期治疗，对于反流性食管炎的患者，一般可以采用维持治疗，而非糜烂性反流病患者，可以采取间歇治疗或者按需治疗。目前，PPI 长期治疗的副作用问题日益得到重视，包括影响一些营养物质的吸收，可能导致骨质疏松、贫血等，并增加感染以及消化道肿瘤发生的概率，但是目前尚无定论，不过 Hp 阳性的患者长期应用 PPI 可能导致胃萎缩的发生，因此对 Hp 阳性的胃食管反流病患者需要进行根除 Hp 治疗。③外科或腹腔镜治疗：其主要适应证是 PPI 治疗有效但是不能接受长期服药者，PPI 不能控制容量性反流或者误吸的患者，反复发生食管狭窄的年轻患者。在腹腔镜应用之前，Nissen 胃底折叠术、Belsey Mark Ⅳ 胃底折叠术及 Hill 胃后固定术是临床上广泛使用的三种抗反流手术，随着腔镜技术的进步，最常用的方式是 Nissen360°胃底折叠术和 Toupet 部分胃底折叠术。手术的目的是建立腹段食管，在食管胃连接处以胃底肌包围食管下段，以提高 LES 压力。④内镜治疗：目前，Stretta 射频治疗，生物填充或假体置入，近端胃缝合术可供选择，总体疗效不确定，仍需研究。⑤并发症的治疗：主要是指狭窄，可进行扩张治疗。

病例 5——腹泻、血便

病例摘要

患者，男性，23岁，主因"腹泻、血便 2 个月余，发热 7 天"于 2000 年 7 月 28 日收入院。

现病史： 患者 2 个月余前无明显诱因出现腹泻，每日排便 3~4 次，伴里急后重感及左下腹绞痛。其后患者排鲜红色血便，每次量少，每日 3~4 次。无头晕、心慌、乏力等不适。遂就诊于当地医院，行乙状结肠镜检查提示"黏膜轻度发红，直肠活检示慢性炎症"，诊断为"慢性结肠炎"。患者在结肠镜检查 1 天后进食螃蟹后出现风团等过敏症状，外院皮肤科医生嘱其服用地塞米松 5 mg，1 日 1 次，共 7 天，患者风团等过敏症状及腹泻、血便症状缓解。1 个月前，患者再次出现腹泻、排鲜血便，量较前增多（具体量不详），每日 6~8 次，伴里急后重及腹部绞痛。7 天前，患者无明显诱因出现发热，体温波动于 37.0~38.5℃，自觉食欲下降、乏力，无咳嗽、咳痰。今为进一步诊治收入院。患者自发病以来，无反酸、嗳气，无胸痛、胸闷，无心慌，无咳嗽、咳痰，无盗汗，无口腔溃疡，无眼干、口干。精神可，食欲欠佳，睡眠尚可，大便如前所述，小便正常。近期体重下降约 3 kg。

既往史、个人史及家族史： 既往体健，否认肝炎、结核等传染病史，否认高血压、冠心病、糖尿病、慢性肾病病史。否认药物过敏史。进食海鲜过敏，表现为皮肤起风团。不嗜烟酒。其父、其母体健。否认家族免疫系统疾病病史，否认家族肿瘤和遗传病病史。

入院查体： 体温 37.8℃，脉搏 105 次/分，呼吸 17 次/分，血压 100/60 mmHg。神清，面色苍白，呈贫血貌。浅表淋巴结未触及肿大，未见肝掌、蜘蛛痣。睑结膜略苍白，巩膜无黄染。双肺听诊呼吸音清，未闻及干、湿啰音。心界不大，心率 105 次/分，心律齐，各瓣膜听诊区未闻及杂音。腹软，左下腹及上腹部压痛，无反跳痛及肌紧张。腹部未触及包块，肝脾肋下未触及，Murphy 征阴性。肝区及双肾区无叩痛，移动性浊音阴性。肠鸣音 6 次/分。双下肢无水肿。直肠指诊可见指套血染，为鲜血。

📋 **问题 1：该病例主要临床特点是什么？请列出该病例的可能诊断及鉴别诊断。**

📋 **问题 2：腹泻伴有血便常见于哪些疾病？哪些疾病在腹泻血便的同时伴有间断的发热？**

📝 问题3：该患者应进行何种检查？

辅助检查：

血常规（2000-07-28）：RBC $3.8×10^9$/L↓，Hb 95 g/L↓，WBC $8.7×10^9$/L，PLT $380×10^9$/L↑。

尿常规（2000-07-28）：正常。

便培养（2000-07-29）：便常规：潜血（＋），RBC＞50/HP，WBC 20/HP。虫卵、寄生虫及艰难梭菌培养阴性。便找抗酸杆菌阴性。便培养阴性。

生化（2000-07-28）：ALB 34 g/L↓，余均正常。

ESR（2000-07-28）：30 mm/h↑。

CRP（2000-07-28）：18 mg/L↑。

结肠镜（2000-07-29）：提示黏膜呈颗粒状，质脆，血管纹理消失，从肛门到盲肠可见大片弥漫性糜烂及溃疡（见图 5-1，图 5-2）。组织学：炎症局限于黏膜层及黏膜下层，固有层可见炎症细胞聚集。结肠腺体隐窝脓肿形成，杯状细胞缺失。

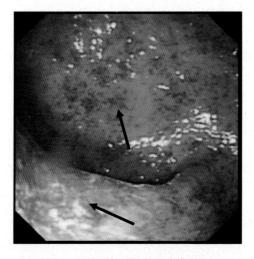
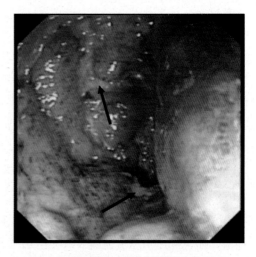

图 5-1　结肠镜　箭头示黏膜发红，多发糜烂及浅溃疡

图 5-2　结肠镜　箭头示黏膜多发溃疡

📝 问题4：针对该患者目前的临床症状、体征和辅助检查，该患者目前的诊断是什么，请评价该患者病情的严重程度。

📝 问题5：如果你负责这个患者，你每天需要监测哪些症状和体征？

📝 问题6：如何对溃疡性结肠炎患者进行临床分型？

📝 问题7：你认为该患者需要的治疗是什么？

诊治过程：

入院后给予患者氧氟沙星及甲硝唑静脉输注治疗 1 周，并给予患者甲泼尼龙 40 mg 1 日 1 次静脉点滴，患者腹泻、血便及发热症状逐渐缓解。此后将激素调整为泼尼松 50 mg 1 日 1 次口服，症状完全缓解并维持 1 个月后，激素每周减量 5 mg，减量至每日 20 mg 后，每周减量 2.5 mg 直到停药。同时给予患者美沙拉嗪（5-氨基水杨酸）4 g/d 口服联合治疗，复合维生素以及硫酸亚铁 300 mg 1 日 3 次口服等辅助治疗。患者上述症状缓解，出院。

　　问题 8：溃疡性结肠炎的内镜下表现和病理特点有哪些？

　　问题 9：溃疡性结肠炎的治疗药物有哪几类？

　　问题 10：什么情况下需要用糖皮质激素进行治疗？

　　问题 11：溃疡性结肠炎与克罗恩病如何进行鉴别？

随访：

出院后患者继续按照上述用药方法口服泼尼松、美沙拉嗪以及复合维生素、硫酸亚铁治疗，当患者停用泼尼松后，腹泻、血便及发热症状复发。故患者自行开始口服泼尼松 25 mg/d 及美沙拉嗪 4 g/d 维持症状缓解状态。同时，患者每当压力较大时即出现腹泻。期间复查血常规，血红蛋白水平最高为 109 g/L，呈小细胞低色素贫血。复查血清铁降低。同时患者逐渐出现库欣综合征症状。曾就诊于我院普外科，外科医生曾两次与患者及其家属讨论病情，并建议行全结肠切除术治疗，但患者及其家属拒绝。

第二次入院（2002 年 3 月 4 日）

入院前 3 天，患者外出就餐后出现腹泻加重，每日 10～15 次，每次均带有鲜血（量不详），伴腹部绞痛。腹泻及腹部绞痛症状在进食或饮水后加重。患者为缓解腹痛自行服用颠茄片 2 片，服药后自觉腹胀明显。同时患者出现发热，体温最高 38.0℃，伴恶心、乏力，无呕吐，食欲较差。为进一步诊治就诊于我院。入院前患者自行口服泼尼松 40 mg/d，美沙拉嗪 6 g/d。

　　问题 12：什么叫做激素依赖？

　　问题 13：请给出常用几种激素的换算剂量。

　　问题 14：长期使用激素可以引起哪些副作用？

问题 15：溃疡性结肠炎有哪些并发症？

问题 16：为明确患者目前病情，需要即刻进行哪些检查？说明检查的合理性。

问题 17：你认为给患者进行体格检查过程中哪些方面非常重要？

问题 18：如果怀疑患者出现了溃疡性结肠炎的某些并发症，应即刻给予患者哪些治疗措施？请说明理由。

入院查体及辅助检查：

查体发现患者的卧位及立位血压均为 130/70 mmHg，心率 110 次/分，心律齐，体温 38.5℃。腹部轻微隆起，乙状结肠、横结肠及升结肠区域压痛，无反跳痛及肌紧张。肠鸣音 3 次/分。血常规检查示：Hb 99 g/L↓，WBC 18.6×10^9/L↑，PLT 308×10^9/L。电解质检查显示低血钾，生化检查正常。立位腹平片示横结肠轻度扩张，无中毒性巨结肠表现。

问题 19：什么叫中毒性巨结肠？

问题 20：中毒性巨结肠有哪些常见的诱因？

问题 21：目前应给予患者何种治疗？给出治疗原则（包括饮食、药物等所有方面）。

诊治过程：

入院后给予患者静脉抗生素（左氧氟沙星 0.2 g，1 日 2 次，甲硝唑 0.915 g，1 日 1 次）治疗 7 天，激素治疗（静脉使用甲泼尼龙 40 mg，1 日 1 次）同时给予肠外营养支持，疗效不满意，患者仍有发热、便血。患者及其家属仍拒绝结肠切除术。此后给予患者环孢素 2 mg/kg，每 12 小时 1 次静脉输注，维持血药浓度 200 ng/L 左右。患者临床情况明显缓解。14 天后出院。出院后患者继续口服环孢素 2 mg/kg（每日 1 次），泼尼松 40 mg（每日 1 次）及美沙拉嗪 1g（每日 4 次），泼尼松逐渐减量。

随访：

出院后 4 个月，患者除每日口服美沙拉嗪 2 g/d 外，其余药物均自行停药，患者自觉无特殊不适。每日排便 4～5 次，偶有鲜血。在此期间，患者及其家属决定进行结肠切除术。患者于 2002 年 7 月 10 日在我院行"选择性全结肠切除术及 S 形造口袋回肠袢造口术"（一种回肠肛管吻合术，手术切除标本见图 5-3）。术后 2 个月患者再次入院去除回肠造口。术后 1 年，患者每日排便 2～3 次，糊状便，并偶于饭前口服洛派丁胺 1 片防止腹泻。患者体重有所增加，食欲、体力可，间断复查血常规、生化及血清铁含量均在正常水平。

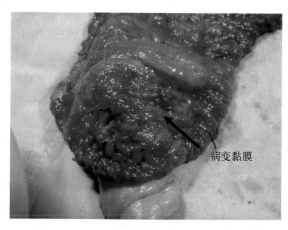

病变黏膜

图 5-3　手术标本　箭头示病变黏膜，有多发溃疡及炎性息肉形成

问题 22： 请阐述肠内营养和肠外营养在溃疡性结肠炎治疗中的作用。

问题 23： 与柳氮磺吡啶相比，5-氨基水杨酸有哪些优点？

问题 24： 列出美沙拉嗪（5-氨基水杨酸）的不良反应。

问题 25： 列出溃疡性结肠炎外科治疗的指征。

问题 26： 列出溃疡性结肠炎患者发展为结肠癌的危险因素。

病例小结

青年男性，慢性病程。主要表现为反复发作的腹痛、腹泻、血便。应用激素后症状可缓解。血液学检查提示缺铁性贫血。结肠镜提示黏膜呈颗粒状，质脆，血管纹理消失，从肛门到盲肠可见大片弥漫性糜烂及溃疡。组织学检查提示炎症局限于黏膜层及黏膜下层，固有层可见炎症细胞聚集。结肠腺体隐窝脓肿形成。杯状细胞缺失。结合患者症状及肠镜检查，考虑为溃疡性结肠炎（慢性持续型，重型，全结肠炎，活动期）。

常见可能引起腹泻、血便的疾病包括感染性腹泻、结肠癌、克罗恩病（CD）、溃疡性结肠（UC）炎等。患者大便中未找到寄生虫、细菌等，抗生素应用效果不明显，考虑感染性腹泻可能性不大。而结肠癌则多发生于老年人，腹部触诊可触及包块，结肠镜可见病灶。根据患者年龄及结肠镜结果，结肠癌可除外。克罗恩病与溃疡性结肠炎均属于炎症性肠病（IBD），但克罗恩病可累及消化道任何部位；脓血便少见；结肠镜检查常可见病变分布呈节段性，常见末段回肠受累，溃疡较深，周围黏膜可呈鹅卵石样改变；组织学检查为全壁炎。与之不同的是，溃疡性结肠炎的病变主要集中在结肠，临床常表现为脓血便，结肠镜可见肛门到盲肠大片弥漫性糜烂及溃疡。组织学检查提示炎症局限于黏膜层及黏膜下层，固有层可见炎症细胞聚集。结肠腺体隐窝脓肿形成，杯状细胞缺失。该患者具有以上溃疡性结肠炎的典型表现，因此诊断为该疾病。

溃疡性结肠炎常见的并发症有中毒性巨结肠、肠道穿孔和癌变等，其中中毒性巨结肠多见于暴发型或重症溃疡性结肠炎患者。如果患者出现病情急剧恶化、毒血症明显、腹部压痛甚至反跳痛、腹胀、肠鸣音消失等要警惕中毒性巨结肠，常见的诱因有低钾，应用抗胆碱能药物、止泻药物或鸦片类麻醉镇痛剂、钡灌肠等。因此对于重症溃疡性结肠炎的患者要避免以上诱因。对于溃疡性结肠炎的治疗，5-氨基水杨酸（5-ASA）类药物主要用于轻-中型患者，柳氮磺吡啶（SASP）口服后在结肠内细菌的作用下分解为磺胺吡啶与 5-ASA，前者是造成不良反应的主要原因，不良反应包括过敏、粒细胞减少、溶血等。类固醇激素主要用于重症和暴发型患者。炎症性肠病患者普遍伴有营养不良，因此除了药物治疗，改善患者的全身以及肠道局部营养状况是重要环节。全肠内营养（total enteral nutrition，TEN）可防止肠道黏膜萎缩，有利于保持与改善肠黏膜的屏障与免疫功能，保持肠道菌群的正常分布与平衡，维持各种肠道与体内重要激素的平衡。而完全性经胃肠外营养疗法（total parenteral nutrition，TPN）及完全性肠道休息疗法在炎症性肠病患者中的适应证，包括重症或病情恶化的炎症性肠病患者，或者对内科治疗无效，术前必须先纠正其营养及代谢障碍的患者。

该患者先后应用 5-ASA 和激素治疗，症状曾有好转，但仍有发作。在治疗过程中，如果患者出现严重并发症或者药物治疗效果不佳，可以选择手术治疗。紧急手术指征：并发大出血、肠穿孔、病情急性加重特别是合并中毒性巨结肠，经积极内科治疗无效且伴有严重毒血症症状者。择期手术指征：①难治性溃疡性结肠炎，内科治疗效果不理想且严重影响生活质量；②并发结肠癌变；③还有学者认为溃疡性结肠炎患者如有结肠狭窄，特别是病程较长的患者，应进行结肠切除。本例中患者内科治疗效果欠佳，症状无法完全缓解，故考虑手术治疗。

病例 6——腹泻、腹痛

病例摘要

患者，男性，46岁，主因"腹泻伴腹痛6天，排柏油便2天"于2004年9月14日收入院。

现病史： 患者6天前进食凉炸鱼后出现腹泻，为水样便，自述为暗灰色，有较强臭味，量约300 ml，无黏液脓血，无里急后重，无明显寒战，体温在37.2～37.5℃，此后又连续腹泻水样便6次，每次间隔时间约2小时，性状较前无明显变化，每次量约200 ml，并逐渐出现腹痛，以上腹及脐周绞痛为著，可忍受，无放射痛，无反酸及胸骨后烧灼感，无胸闷、心悸，自觉乏力，伴腹胀、纳差，于少量进食后腹胀加重，伴有恶心，无呕吐，未就诊，自行服用中成药（具体不详）及"白加黑"1片治疗。3天前患者排便次数减少至3～4次/天，成稀糊状黑色便，量约200 g，腹痛及腹胀症状较前无明显变化，1天前患者就诊于我院门诊，查便隐血（＋）。今为进一步诊治收入院。患者自发病以来，无干咳、咳痰，无胸闷，睡眠可，大便如前所述，小便正常。体重无明显变化。

既往史、个人史及家族史： 半年前因"胆囊结石"行"腹腔镜胆囊切除术"。否认肝炎、结核等传染病史，否认高血压、冠心病、糖尿病、慢性肾病病史。否认食物、药物过敏史。吸烟20支/天，偶有饮酒，2两/次，饮酒后无腹泻。其父患高血压、糖尿病，其母患高血压、冠心病。否认家族肿瘤和遗传病病史。

入院查体： 体温36.5℃，脉搏72次/分，呼吸18次/分，血压120/65 mmHg。神清，浅表淋巴结未触及肿大，未见肝掌、蜘蛛痣。睑结膜略苍白，巩膜无黄染。双肺听诊呼吸音清，未闻及干、湿啰音。心界不大，心率72次/分，心律齐，各个瓣膜区未闻及杂音。腹软，无压痛，无反跳痛及肌紧张。肝、脾触诊不满意，未触及包块。Murphy征阴性。肝区及双肾区无叩痛，移动性浊音阴性。肠鸣音4次/分。双下肢无水肿。

问题1：请总结该患者的病例特点，其主要的临床问题是什么？

问题2：该患者腹泻特点是什么？哪种原因引起的腹泻可能性最大？为什么？

问题3：该患者应进行何种检查？

辅助检查：

血常规（2004-09-15）：WBC $6.4×10^9$/L，NE%58%，Hb 140 g/L，PLT $186×10^9$/L。

尿常规（2004-09-15）：正常。

便常规（2004-09-15）：黑稀便，RBC 0/HP，WBC 0/HP。潜血阳性。3 天后复查潜血阴性。

便球杆比（2004-09-15）：正常。

生化 20（2004-09-15）：ALT 18 U/L，AST 17 U/L，ALB 38.4 g/L，T-Bil 12.2 μmol/L，BUN 2.95 mmol/L，Cr 71 μmol/L。

电解质（2004-09-15）：Na 139 mmol/L，K 3.91 mmol/L，Cl 104 mmol/L。

凝血分析（2004-09-15）：PT 12.3 s，APTT 32.9 s，FIB 746.264 mg/dl↑。

ESR（2004-09-15）：25 mm/h↑。

CRP（2004-09-15）：62.6 mg/L↑。

CA19-9、CA24-2、CEA、CA125、AFP（2004-09-15）：正常。

腹部 B 超（2004-09-15）：胆囊缺如。

腹部平片（2004-09-13）：腹部可见充气扩张的小肠影，中腹部可见一小液平，余未见异常（见图6-1）。

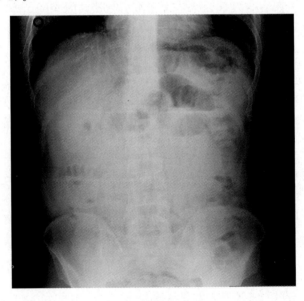

图 6-1　立位腹平片

问题 4：本病例中患者便隐血阳性，提示什么问题？

问题 5：患者便隐血阳性可能的原因是什么？你认为与服用"白

加黑"是否有关？为什么？

　　问题6：该病例还需要和哪些疾病鉴别？请提出下一步的检查及治疗方案。

　　问题7：急性肠道感染与细菌性痢疾的诊断标准分别是什么？

　　入院后予患者左旋氧氟沙星（利复星）抗炎、口服乳酸菌素片及口服双歧杆菌三联活菌胶囊（培菲康）治疗，并行腹部CT（2004-9-16）：小肠明显扩张积气、积液，伴有多发液平，未见明确梗阻部位。小肠系膜可见多发肿大淋巴结（见图6-2，图6-3）。

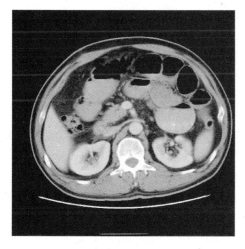　　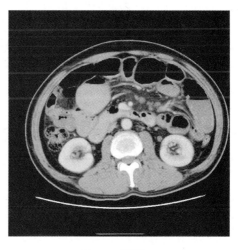

　　　　图 6-2　腹部 CT　　　　　　　　　　　图 6-3　腹部 CT

　　胃镜（2004-09-16）：慢性胃炎，十二指肠炎。尿素酶试验阴性。
　　结肠镜（2004-09-21）：退镜40 cm处见一山田Ⅰ型0.4 cm息肉，活检取净。

　　问题8：你认为患者还应该做什么检查？为什么？

　　问题9：目前为止，你认为患者的可能诊断是什么？

　　入院后患者排便次数逐渐减少，大便成形，便隐血复查阴性。
　　因患者突发腹泻，伴脐周痛，便常规检查未见红、白细胞，便隐血阳性，胃镜及结肠镜均未见能解释病史的病变，腹部CT提示小肠系膜淋巴结肿大，不完全肠梗阻，故病变部位考虑在小肠，建议患者行小肠镜检查，患者拒绝，并于2004年9月23日出院。出院前复查腹平片仍提示小肠扩张，较前明显好转，未见明确液平。出院诊断为：急性出血性肠炎？

第一次出院后随访：

出院后一个月复查腹部 CT（2004-10-14）：小肠系膜周边肿大淋巴结，肠管扩张较住院时更明显（见图 6-4）。

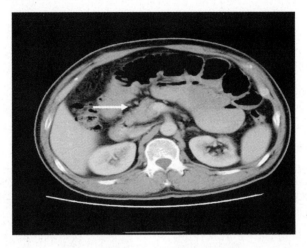

图 6-4   腹部 CT   箭头示肿大淋巴结

问题 10：肠系膜淋巴结肿大可能的病因有哪些？你觉得该患者最可能的原因是什么？

出院后 2 个月（2004 年 11 月 1 日）患者无明显诱因出现上腹饱胀不适伴反酸、恶心、厌食，之后呕吐一次，为胃内容物及胆汁，无呕血，呕吐后症状缓解，无明显腹痛，无发热、腹泻、便血，可排气、排便，上述症状持续 3 天后自行好转，考虑"小肠不全梗阻"于 2004 年 11 月 9 日至 2004 年 12 月 2 日第二次入院。

第二次入院（*2004 年 11 月 9 日*）

入院查体：体温 36.5℃，脉搏 72 次/分，呼吸 18 次/分，血压 120/70 mmHg。心、肺查体正常，腹平软，无压痛、反跳痛、肌紧张，肠鸣音 4 次/分，余查体无异常。入院后行 PPD 试验：强阳性（试剂浓度 1：2000）。血常规、便常规均正常，便培养阴性。

问题 11：你认为患者此次入院的可能诊断是什么？应与哪些疾病鉴别？

问题 12：如何解释该患者 PPD 试验强阳性？

问题 13：客观检查反复提示患者肠管扩张，请分析原因。患者是否能诊断肠梗阻并说明理由。

入院后主要检查：

立卧位腹平片（2004-11-19）：立位可见肠管充气，左上腹见一明显充气肠袢，部分肠腔内见阶梯状液平面，卧位充气肠管多位于腹周，以结肠为主。考虑不全肠梗阻（见图 6-5）。

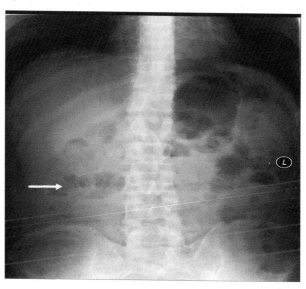

图 6-5　立位腹平片　箭头示液气平

结肠镜（2004-11-18）：大致正常。

肠系造影（2004-11-19）：口服钡剂 125 ml，30～60 分钟观察并摄片：1～6 组小肠及回盲部显影，约第 2 组小肠处可见梗阻征象，移动度及分离度欠佳，印象为小肠不全梗阻。

小肠镜（2004-11-24）：小肠肠腔内潴留液较多，以空肠为著，小肠黏膜广泛受累，表现为脆性大，绒毛稀疏，表面水肿，空肠下段、回肠散在性质相同的黏膜出血、糜烂，可见鼠咬状溃疡。诊断：出血性小肠炎。病理：黏膜慢性炎。

问题 14：结合上述检查，你认为患者小肠病变的原因是什么？应予哪些治疗？

经全科查房，考虑小肠不全梗阻诊断明确，病因可能为小肠感染性疾病，细菌毒素可以引起小肠神经肌肉病变而致功能性肠梗阻。治疗上给予促进胃肠动力药，调整肠道菌群药［双歧杆菌三联活菌胶囊（培菲康）630 mg，1 日 3 次，口服］治疗，患者病情缓解，于 2004 年 12 月 2 日出院。

第二次出院后随访：

出院后 2 年间患者间断出现腹泻，多于不洁饮食后出现，3～4 次/天，持续 2～3

天可自行好转，为灰色水样便，未再解黑便。间断服用双歧杆菌三联活菌胶囊（培菲康）治疗。

2007年5月30日患者无诱因持续排黑色水样便，共6次，总量约500 ml，有腥臭味，无黏液脓血，无里急后重，无发热，无腹痛、腹胀，无恶心、呕吐，无呕血。来我院查便常规潜血阳性，无红、白细胞。遂于2007年5月30日**第三次入院**。

第三次入院（2007年5月30日）

入院查体： 皮肤黏膜无苍白或黄染及出血点。全身浅表淋巴结未及肿大。心、肺查体未见异常。腹平坦，无胃肠型及蠕动波，无压痛、反跳痛及肌紧张，肝脾肋下未触及，未触及包块，移动性浊音阴性，肝区、双肾区叩痛阴性，肠鸣音10次/分。

入院后化验检查：

便常规：便隐血2007年5月31日及6月1日为弱阳性，6月4日为阴性。均未见红白细胞。

血、尿常规均正常。Hb 163 g/L。

DIC、电解质、生化指标均正常，消化道肿瘤标记物阴性，抗体过筛、抗中性粒细胞胞浆抗体、类风湿5项、干燥3项均为阴性，蛋白电泳正常。

腹部B超：轻度脂肪肝，胆囊切除术后，余无明显异常。

💬 **问题15：请列出此次入院患者的诊断与鉴别诊断，你认为尚需哪些检查进一步明确诊断？请列出初步治疗方案。**

进一步化验检查：

胃镜（2007-06-01）：慢性浅表性胃炎——活动期，Hp阴性，病理为炎症（见图6-6，图6-7）。

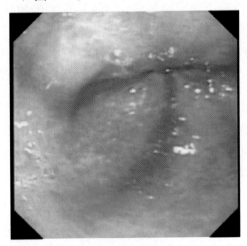

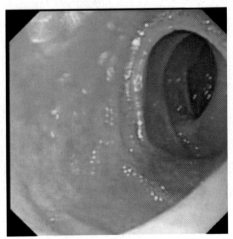

图6-6　胃窦　　　　　　　　　　　　图6-7　十二指肠降部

结肠镜（2007-06-11）：回肠末端多发淋巴滤泡增生，病理回报小肠黏膜组织内多发淋巴组织增生，淋巴滤泡形成（见图 6-8）。

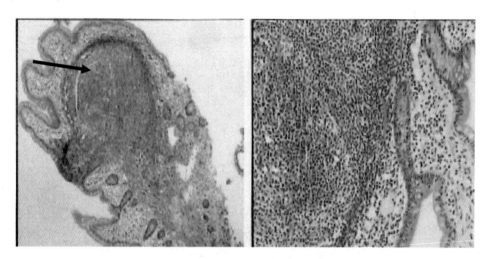

图 6-8   结肠镜   回盲部病理   箭头示淋巴滤泡

胶囊内镜（2007-06-05）：小肠散在多发小点片状黏膜发红，大小约 2 mm，空肠见一黏膜糜烂，顶端附白苔。

腹部 CT（2007-06-04）：上段空肠部分扩张，可见多发气液平面，肠系膜可见多发淋巴结（见图 6-9，图 6-10）。

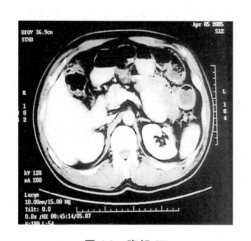 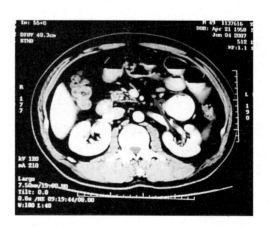

图 6-9   腹部 CT   **图 6-10   腹部 CT   箭头示多发淋巴结**

入院后予患者禁食，补液，静脉营养，法莫替丁抑酸等对症治疗后，患者病情好转，2007 年 6 月 3 日复查便常规潜血阴性，未出现黑便。

2007 年 6 月 5 日行胶囊内镜检查后，2007 年 6 月 6 日听诊患者肠鸣音亢进，15次/分左右，急查腹平片考虑肠梗阻可能。患者未诉腹痛、腹胀，无恶心、呕吐，后症状自行缓解，排便 1 次，无黑便。胶囊排出。

此后查体： 腹平软，无压痛、反跳痛及肌紧张，肠鸣音 4 次/分，较弱。

经全科查房讨论，患者多次行胃镜、结肠镜检查，未见明确病变可以解释上述症状，考虑病变位置可能在小肠，经腹部 CT、肠系造影提示小肠不全梗阻，结合临床特点，考虑为动力性肠梗阻。建议患者行气钡双重造影检查明确病变范围，必要时请外科会诊考虑手术剖腹探查明确病因。患者要求出院，遂于 2007 年 6 月 13 日以"黑便原因未明"出院。出院时患者无腹痛、腹泻，无黑便。

第三次出院随访：

第三次出院至今，患者大便正常，无腹痛、腹泻、黑便表现，间断口服双歧杆菌三联活菌胶囊（培菲康）调整肠道菌群，未再就诊。

问题 16：回顾患者整个病程，你觉得患者最可能的诊断是什么？患者肠梗阻的可能原因有哪些？肠系膜淋巴结肿大的原因又有哪些？

病例小结

中年男性，急性起病，亚急性病程，主要表现为腹泻，初为稀水样便，后出现柏油便，提示病变位置在胃肠道并存在消化道出血，经胃镜、结肠镜检查未见明确病变，考虑病变位置在小肠；近期出现恶心、呕吐，腹平片、腹部 CT 和小肠造影均提示小肠不全梗阻，结合临床特点：患者无明显腹痛，查体无肠鸣音亢进，小肠造影显示梗阻部位钡剂移动缓慢，考虑为动力性肠梗阻。小肠镜为出血性小肠炎的表现，病理证实为急性炎症。患者还有另外一个临床特点，即多次影像学检查发现肠系膜淋巴结肿大。

常见小肠出血性疾病包括：肿瘤、炎症性肠病、各种类型的肠道感染（包括结核），三者均可出现肠系膜淋巴结肿大，小肠动力性肠梗阻常见原因有肠道感染、结缔组织病和缺血性肠病，但同时具有上述特点而且急性起病，以小肠感染可能性更大，病原菌包括空肠弯曲杆菌、沙门菌等，PPD 阳性可能是交叉抗原存在的结果。在给予左氧氟沙星（利复星）、替硝唑抗感染，双歧杆菌三联活菌胶囊（培菲康）调节肠道菌群治疗后患者症状逐渐缓解，复查腹平片未见明确扩张肠管，进一步证实了最初的诊断。

出血性肠炎，也称急性出血性坏死性肠炎，是以小肠的广泛出血、坏死为特征的肠道急性蜂窝组织炎，病变主要累及空肠和回肠，偶尔也可侵犯十二指肠和结肠，甚至可以累及全消化道。本病多见于夏秋季，儿童和青少年比成人多见，男性多于女性，农村多于城市。病因未明，多数学者认为 C 型产气荚膜芽胞杆菌感染是主要病因；变态反应也参与本病的发病。其主要病理改变为肠壁小动脉内类纤维蛋白沉着、栓塞而致小肠出血和坏死，病变呈节段性。临床上可以分为以下类型：①胃肠炎型：有腹痛、水样便、低热，可伴有恶心、呕吐；②中毒性休克型：可以出现高热、寒战、神志淡漠、嗜睡、谵妄、休克表现；③腹膜炎型：具有急性腹膜炎征象，受累肠壁坏死或穿孔，腹腔内有血性渗出液；④肠梗阻型：有腹胀，腹痛，呕吐，停止排便、排气等症状，有肠梗阻体征；⑤肠出血型：以血水样或暗红色血便为主，可多达1～2L，患者可出现贫血和脱水。这些分型在病程中可以以某一型为主要表现，也可以交替或同时出现。常用的实验室检查有血常规、粪便检查及培养、尿常规。腹平片检查可以发现肠腔积气或扩张，肠腔内可见气液平面。结肠镜检查可见结肠内血液，但无出血灶，可以见到回盲瓣口血液流出。本病需要与细菌性痢疾、过敏性紫癜、溃疡性结肠炎等进行鉴别。治疗上以非手术治疗为主，主要是早期联合应用抗生素，纠正水、电解质平衡紊乱，积极预防和治疗中毒性休克等并发症；对于出现穿孔、肠坏死、反复出血导致休克等的患者，要采取手术治疗。

　　此患者诊断考虑小肠感染导致小肠出血可能性大，具体病原体未明。对于此病例，读者可查阅相关资料，提出自己的见解。

病例 7——黏液血便

病例摘要

患者，女性，27 岁，主因"黏液血便伴腹痛 15 天"于 2006 年 10 月 17 日收入院。

现病史：患者 15 天前无明显诱因出现黏液血便，约 20 次/天，每次量约 10 ml，为鲜红色或暗红色，无血块，含少量粪渣，排便前患者有左下腹阵发性绞痛，无放射，排便后腹痛好转。无里急后重、肛门坠胀感及排便不尽感，无呕吐，无发热。此后患者出现右膝关节疼痛，继而转为左膝关节疼痛及右踝关节疼痛，持续 1～2 天即可自行缓解。10 天前患者就诊于我院门诊，便常规示粉红稀水便，RBC 50 个/HP、WBC 5 个/HP，予左氧氟沙星（利复星）0.2 g 1 日 2 次口服抗感染治疗，上述症状无好转，患者仍排黏液血便，性质基本同前。患者多次查便常规均提示为血样便，为进一步诊治收入院。患者自发病以来，午后及夜间易出汗，服用口服补液盐、左氧氟沙星（利复星）后出现 3～4 次恶心、呕吐，呕吐物为胃内容物，无咖啡样物及血块。无皮疹、口腔溃疡，无口干、眼干，无反酸、烧心。近期体重无明显变化。

既往史、个人史及家族史：患者 6 年前因便后滴鲜血诊断为痔疮，1 年前症状加重，外用栓剂、贴剂后渐好转（具体不详）。否认高血压、糖尿病、冠心病、慢性肾病病史，否认肝炎、结核病史及接触史。否认药物、食物过敏史。预防接种史不详。否认家族免疫系统疾病病史，否认家族肿瘤和遗传病病史。

入院查体：体温 37℃，脉搏 72 次/分，呼吸 18 次/分，血压 115/75 mmHg，一般情况可，皮肤、巩膜无黄染，浅表淋巴结未触及肿大，双肺听诊呼吸音清，未闻及干、湿啰音，心率 72 次/分，心律齐，各瓣膜听诊区未闻及杂音。腹软，中上腹及左下腹有压痛，无反跳痛及肌紧张，Murphy 征阴性。肝、脾肋下未触及。肝区及双肾区叩痛阴性，移动性浊音阴性，肠鸣音 5～6 次/分，未闻及气过水声。双下肢无水肿，未见肛周脓肿、瘘管。

辅助检查：

便常规（2006-10-03）：WBC 5 个/HP、RBC 50 个/HP。
便常规（2006-10-05）：WBC 10 个/HP、RBC 20 个/HP。
便常规（2006-10-07）：WBC 8 个/HP、RBC 25 个/HP。
血常规（2006-10-05）：WBC $9.9×10^9$/L，NE% 77.9%↑，余基本正常。
血常规（2006-10-11）：WBC $14.9×10^9$/L↑，NE% 79.4%↑，余基本正常。

血常规（2006-10-14）：WBC 9.83×10⁹/L，NE% 70.34%↑，Hb 128g/L，PLT 425×10⁹/L↑。

便找真菌×3次、便找脂肪滴、便找阿米巴、便找抗酸杆菌×3次、便培养×3次均阴性。

ESR（2006-10-25）：23mm/h↑。

CRP（2006-10-24）：53.4mg/L↑。

ASO（2006-10-17）：3560IU/ml↑。

IgG（2006-10-17）：18g/L↑。

血清蛋白电泳（2006-10-17）：ALB 39.1%↓，α1蛋白 10.7%↑，α2蛋白 13.5%↑，γ蛋白 25.2%↑。

抗体过筛（2006-10-17）：阴性。

VitB₁₂（2006-10-26）：945.4pg/ml↑。

叶酸（2006-10-26）：3.01ng/ml↓。

血清铁（2006-10-26）：6.2μmol/L↓。

不饱和铁（2006-10-26）：12μmol/L↓。

总铁结合力（2006-10-26）：18μmol/L↓。

肠镜（2006-10-17）：肛查阴性。回肠末端未见明显异常，回盲瓣呈唇形，表面黏膜糜烂。阑尾开口水肿、糜烂。肝曲至肛门口结直肠黏膜弥漫充血、水肿、糜烂、浅溃疡，黏膜表面呈细颗粒状，结肠袋消失，病变连续，未见正常黏膜结构。肝曲至回盲部结肠黏膜多发片状发红、糜烂、浅溃疡，其间可见正常黏膜结构（见图7-1，图7-2）。

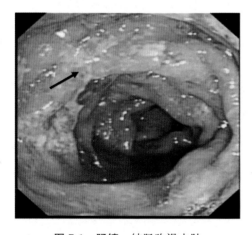

图7-1　肠镜　结肠弥漫水肿

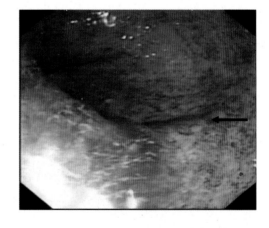

图7-2　肠镜　箭头示水肿糜烂

肠镜病理：（肝曲、横结肠、降结肠及乙状结肠）黏膜重度慢性炎，其中横结肠及降结肠、乙状结肠可见隐窝脓肿形成，符合溃疡性结肠炎。（升结肠）黏膜慢性炎，间质水肿。

📖 **问题 1：该患者的主要临床特点是什么？**

📖 **问题 2：患者排黏液血便，其可能常见原因是什么？**

📖 **问题 3：何为溃疡性结肠炎？该病如何诊断？肠镜特点是什么？**

📖 **问题 4：该病例还需要和哪些疾病鉴别？提出下一步的检查方案。**

📖 **问题 5：何为下消化道出血？上消化道出血与下消化道出血的临床表现有何异同？**

2006 年 10 月 18 日起给予患者美沙拉嗪缓释片（颇得斯安）1g，1 日 4 次 口服共 7 天，患者大便次数有所减少，4～6 次/日。2006 年 10 月 25 日，患者症状缓解不明显，故停用美沙拉嗪缓释片（颇得斯安），给予甲泼尼龙上午 30 mg、下午 20 mg 静脉滴注（静滴），左氧氟沙星（利复星）0.2g，1 日 2 次静滴、甲硝唑 0.5 g，1 日 2 次静滴抗感染治疗，口服双歧杆菌三联活菌胶囊（培菲康）调节肠道菌群，患者每日排便从 15 次左右降至每日 5～9 次。1 周后患者出现大量柏油便，予奥美拉唑（洛赛克）40 mg，1 日 1 次 静滴治疗，此后患者反复排少量柏油样便，血红蛋白进行性下降：检查结果依次为 105.9 g/L→91.8 g/L→ 66 g/L→ 59 g/L。白蛋白由 32.4 g/L（2006 年 10 月 16 日）下降到 24.2 g/L（2006 年 10 月 23 日），间断输注人血白蛋白 30 g 后复查白蛋白为 30.6 g/L（2006 年 10 月 30 日）。

📖 **问题 6：如何估计患者的失血量？什么情况下需要输血治疗？**

胃镜（2006-10-30）：食管下段 0.2 cm 小溃疡。全胃多发凹凸不平增殖样改变及息肉样隆起，表面糜烂、发红。胃窦大弯侧见一 2 cm×1 cm 溃疡（图 7-3，图 7-4）。

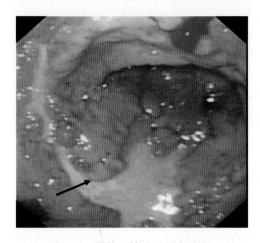 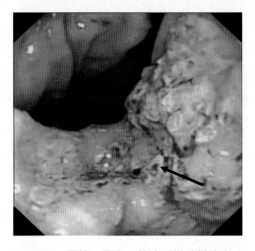

图 7-3　胃镜　箭头示胃窦溃疡　　**图 7-4　胃镜　胃角　箭头示增殖样改变**

胃镜病理：（胃窦部 3 块）炎症＋＋＋，灶状中性粒细胞浸润，个别腺体扩张。

问题 7：根据胃镜结果是否可以判断血红蛋白进行性下降为上消化道出血所致，依据是什么？请分析胃内病变的原因。

问题 8：对该患者的初步诊断是否有误？下一步需要进行哪些检查及治疗？

2006 年 11 月 1 日，患者再次排鲜血便 400 ml，此后两天患者每日均排鲜血便 450 ml，排黑便 400 ml，复查肠镜：进境 20 cm 至 50 cm 黏膜呈铺路石样改变，可见弥漫大小不等息肉样增殖物，考虑克罗恩病可能性较大，2006 年 11 月 4 日患者排大量暗红色血便，共排 4 次，总量约 1000 ml，急诊血管造影示结肠脾曲动脉出血。转至外科，患者于 2006 年 11 月 4 日行结肠部分切除术，横结肠乙状结肠造口术。

问题 9：请分析患者此次消化道出血的原因。

问题 10：外科结肠部分切除术能否解决患者便血症状？请评估患者的预后。

术后继续给予患者甲泼尼龙治疗（静脉 50 mg/d），并给予云南白药、地塞米松 1 日 2 次灌肠治疗。造瘘口大便常规提示潜血阳性，RBC 20 个/HP，WBC 5 个/HP。肛门口便常规提示潜血弱阳性，肠镜显示进镜 30 cm 近造瘘口处病变仍较严重，将灌肠液改为从造瘘口灌入。并加用硫唑嘌呤（依木兰）100 mg，1 日 1 次。再次行胃镜检查：可见胃窦、胃体散在大片增殖样改变，严重处呈铺路石样改变，以胃窦近幽门处及胃窦后壁为著，十二指肠球部及球后黏膜呈撒盐样改变。2006 年 12 月 15 日起将甲泼尼龙静点 50 mg/d 改为泼尼松龙 62.5 mg/d，患者血便症状好转，于 2006 年 12 月 18 日出院，院外继续口服泼尼松龙（62.5 mg/d）及硫唑嘌呤（依木兰）（100 mg/d）治疗，硫唑嘌呤（依木兰）治疗 2 周后自行停药。

问题 11：通过上述对患者的诊疗过程和患者病情变化情况的分析，你认为目前患者的诊断是什么？

问题 12：你认为患者最佳的治疗方案是什么？

出院后患者于门诊随诊，泼尼松龙以每周 5 mg 的速度逐渐减量，至 2007 年 2 月下旬，泼尼松龙减至 22.5 mg/d 时，以每两周 5 mg 的速度减量，减至 12.5 mg 时改为每两周 2.5 mg 的速度减量。2007 年 5 月 8 日，患者泼尼松龙减至 5 mg/d，1 周后，患者出现便血，每日 1~2 次，为黄色便带少量暗红色血液，无黏液、脓液，造瘘口的漏袋中也可见少量暗红色糊状物。患者于 2007 年 5 月 28 日自行将泼尼松龙加量至 15 mg/d，5 天后，排便情况未见好转，于 2007 年 6 月 2 日自行将泼尼松龙加量至 20 mg/d，便血量较前有所减少，排便 1 天 1 次。此后患者无明显诱因造瘘口漏袋中渗血增多，约 30 ml，2007 年 6 月 9 日自行服用泼尼松龙 30 mg 后，来我院急诊就诊，当日下午、晚上患者便血 2 次，每次量约 200～300 ml，为鲜红色及暗红色血液及血块的混合物，同时引流袋中可见 400～500 ml 鲜血、暗红色血液及血凝块的混合物，血红蛋白下降明显，1 天内下降近 20 g/L。予患者甲泼尼龙 40 mg/d 静滴，输血（O 型悬浮红细胞共 1000 ml），美沙拉秦肠溶片（莎尔福）及云南白药灌肠等治疗后，患者未再出现便血，后引流袋中引流出 1000 ml 的鲜血、暗红色血液、血凝块及灌肠液的混合物，夜间再次引流出上述性质液体 200～300 ml，此后患者灌肠时未出现血便，为黄色絮状物，引流袋中可见暗红色糊状物 700～800 ml。为进一步治疗再次收入我科。

第二次入院（2007 年 6 月 9 日）

入院后行肠镜检查（2007-6-14）：造瘘口下段结肠示：直肠黏膜尚光整，余所见结肠黏膜散在假息肉和增殖样改变，以进镜 30 cm 以上为重，可见较密集的假息肉和增殖样改变，伴糜烂。造瘘口上段肠镜示：进镜 10 cm 内散在可见增殖样病变，进镜 5 cm 内可见表面糜烂，并有浅溃疡形成，表覆白苔，质脆，触之易出血。进镜 10 cm 以上结肠黏膜光滑（见图 7-5 至图 7-8）。

肠镜病理：间质可见多量嗜中性及嗜酸性粒细胞浸润，局部可见小脓肿形成。

胃镜检查（2007-6-19）：食管黏膜光滑，胃底部、胃体部、胃角及胃窦部可见黏膜花斑，十二指肠球部未见溃疡及变形。

胃镜病理：提示炎症改变。

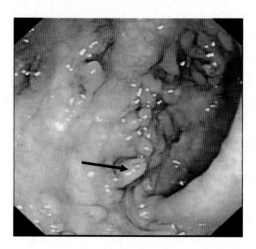

图 7-5　肠镜　瘘口下段　箭头示假息肉

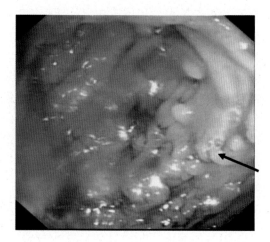

图 7-6　肠镜　瘘口下段　箭头示增殖样改变

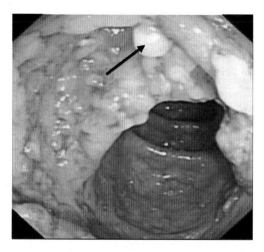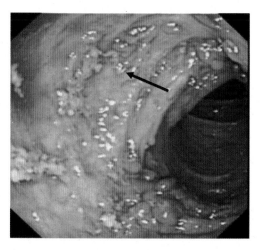

图 7-7　肠镜　瘘口上段　箭头示增殖样改变　　　　图 7-8　肠镜　瘘口上段　箭头示黏膜糜烂

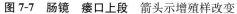

　　患者此次入院后予禁食补液、激素、灌肠、止血等治疗后，病情好转，逐渐停止使用口服激素，仅口服硫唑嘌呤（依木兰），并用地塞米松、八味锡类散灌肠治疗，无出血征象后患者出院。

　　问题 13：根据患者肠镜及胃镜结果，考虑此次患者的诊断是什么？

　　问题 14：你认为患者此后治疗应如何进行，患者随诊时应注意哪些事项？

　　问题 15：如患者此后治疗效果欠佳，应如何调整治疗方案？

病例小结

　　青年女性，慢性病程，表现为反复黏液血便。既往诊断痔疮。查体：腹软，中上腹及左下腹有压痛，无反跳痛及肌紧张。肝、脾肋下未触及。移动性浊音阴性，肠鸣音 5～6 次/分，未闻及气过水声。血常规提示：血红蛋白减低，发病时 ESR、CRP 明显升高，蛋白电泳可见异常；多次结肠镜提示：结直肠黏膜弥漫充血、水肿、糜烂、浅溃疡，黏膜表面呈细颗粒状，结肠袋消失。黏膜呈铺路石样改变，弥漫可见大小不等息肉样增殖物。多次胃镜提示食管、胃窦溃疡。胃窦、胃体散在大片增殖样改变，较明显处呈铺路石样。结合患者上述表现及检查结果，考虑患者克罗恩病可能性大，给予患者激素及硫唑嘌呤治疗后好转，但病情反复，间断便血。

　　克罗恩病（CD）与溃疡性结肠炎（UC）均属于炎症性肠病（IBD），需要仔细鉴别。克罗恩病可位于消化道任何部位，脓血便少见；结肠镜检查常可见病变分布呈节段性，常见末段回肠受累，溃疡较深，周围黏膜可呈鹅卵石样改变；组织学检查为全壁炎，可找到非干酪性肉芽肿；并可合并肛周疾病和瘘管形成。而溃疡性结肠炎的病变主要集中在结肠，临床常表现为脓血便，结肠镜可见大片弥漫性糜烂及溃疡，组织学检查提示炎症局限于黏膜层及黏膜下层，固有层可见炎症细胞聚集，结肠腺体隐窝脓肿形成，杯状细胞缺失。因此需要在临床表现、病变部位、内镜下表现和病理等方面进行两种疾病的鉴别。但是有一部分炎症性肠病患者很难鉴别是 UC 还是 CD，因此称为未定型 IBD，部分患者可以通过手术后病理检查进行确诊，目前有研究发现抗酿酒酵母抗体（ASCA）和核周型抗中性粒细胞胞浆抗体（pANCA）阳性的患者日后发展为 UC 或者 CD 的概率要高于阴性患者，但是目前无法用血清学检测方法来诊断或预测未定型 IBD 的病程。

该患者在临床诊治过程中应吸取如下经验教训：①临床上对炎症性肠病诊断不能完全依赖肠镜及胃镜表现，临床表现有时更重要。②炎症性肠病易反复，应当根据患者病情及时、准确调整治疗方案。③内科治疗无效时需外科手术干预。④医患充分沟通很重要，以避免患者在治疗过程中自行停药或调整激素剂量而影响疗效。

病例 8——腹痛、发热

病例摘要

患者，男性，40岁，主因"反复腹痛2年，间断发热1年，加重2个月"于2004年11月24日入院。

现病史： 患者2年前出现上腹部胀痛，欠规律，与饮食无关，伴食欲下降。无反酸、嗳气、呃逆、烧心，无发热，无黄疸，大便规律，每日1次。于当地医院行胃镜检查为"糜烂性胃炎"，服用"胃疼宁"等药后症状消失。2个月后上述症状再发，自服"胃药"（具体不详）症状无减轻且渐加重。1年半前患者反复出现口腔溃疡，1年前出现上腹阵发性绞痛，每次发作持续时间不足1分钟，每日发作4～5次，无腰背部放射痛，无恶心、呕吐，无排便、排气次数减少，于当地医院行胃镜示"慢性浅表性胃炎，十二指肠球后溃疡，尿素酶试验阳性"。服用丽珠得乐、奥美拉唑镁肠溶片（洛赛克）、阿莫西林，静脉用替硝唑10天后上腹痛症状缓解，但住院期间患者出现发热，午后为著，体温最高达39℃，伴乏力、盗汗，无关节肿痛及皮疹，予静脉抗生素治疗（头孢噻肟钠）半个月无效，行X线胸片检查为"陈旧性结核"，后给予异烟肼（雷米封）、利福平、乙胺丁醇、吡嗪酰胺抗结核治疗后体温降至正常，继续服用四联抗结核药3个月后停用，改为中药治疗（具体不详）。半年前患者再次出现低热，午后为著，体温最高为38℃，且出现阵发性右下腹绞痛，每次持续1～2分钟自行缓解。伴有间断性腹泻，每日排便4～5次，量少，为黄色糊状便，无黏液脓血。腹泻期间间断出现大便干燥，2～3天排便1次，为黄色成形干便。2个月前，患者腹痛加重，性质同前，程度更为剧烈，疼痛时伴有大汗，持续时间延长至2～3分钟，为进一步诊治就诊于我院。于我院门诊查血沉（ESR）65 mm/h，胃镜示"复合性溃疡——A2期，糜烂性胃炎"，结肠镜提示"回肠末段增殖样病变并溃疡性形成，克罗恩病？肠结核？"，为进一步诊治于2004年11月24日收入院。患者自发病来无咳嗽、咳痰、咯血，无胸痛、胸闷，无口干、眼干、关节痛，精神、食欲可，小便正常，大便如前所述。体重减轻20 kg。

既往史、个人史及家族史： 15年前患"肺结核"，服用链霉素、利福平、异烟肼治疗半年后治愈。否认高血压、冠心病病史，否认糖尿病、慢性肾病史。否认药物、食物过敏史，否认手术史、外伤史。无烟酒嗜好。否认家族肿瘤和遗传病病史。

入院查体： 体温37.8℃，脉搏96次/分，呼吸16次/分，血压108/84 mmHg。一般情况可，全身皮肤、巩膜无黄染。双肺听诊呼吸音清，未闻及干、湿啰音，心界不大，心率 96 次/分，心音有力，心律齐，各瓣膜听诊区未闻及杂音。腹部平坦，未见胃肠型及蠕动波，未见腹壁静脉曲张。上腹部轻压痛，无反跳痛及肌紧张，右下腹局限性压痛及反跳痛，无肌紧张，未触及包块，肝脾肋下未触及，Murphy 征阴性，肝区及双肾区叩痛阴性。肠鸣音 4 次/分，未闻及血管杂音。双下肢无水肿。

入院时辅助检查：

胃镜（2003-11-10，郑州某医院）：慢性糜烂性胃炎，十二指肠溃疡，幽门螺杆菌（Hp）阳性。

X 线胸片（2004-11-02）：右肺尖陈旧性结核（见图 8-1）。

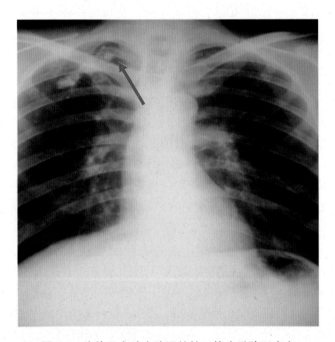

图 8-1　胸片示右肺尖陈旧结核　箭头示陈旧病变

ESR（2004-11-15）：65 mm/h↑。

HBsAg、抗 HIV（2004-11-15）：阴性。

生化（2004-11-15）：转氨酶、血糖正常。

胃镜（2004-11-18）：胃体小弯侧见一 0.6 cm×0.3 cm 溃疡，十二指肠球部变形，可见 3 片溃疡，溃疡周围黏膜水肿，球后（阴性），诊断为复合型溃疡——A2 期，糜烂性胃炎，Hp：尿素酶试验（阴性）。病理结果：胃窦部炎症＋＋＋，胃体炎症＋＋，胃体小弯炎症＋＋＋（见图 8-2 至图 8-4）。

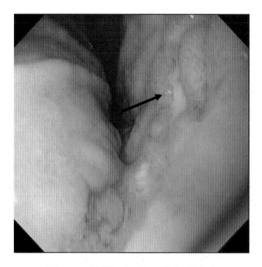

图8-2 胃镜 胃体 箭头示溃疡

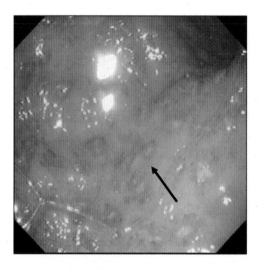

图8-3 胃镜 胃窦 箭头示溃疡

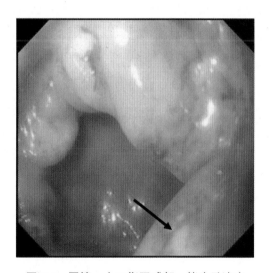

图8-4 胃镜 十二指肠球部 箭头示溃疡

血常规（2004-11-21）：WBC 20.1×10⁹/L↑，NE% 84%↑，Hb 100 g/L↓，PLT 278×10⁹/L。

腹部超声（2004-11-24）：脾稍大。

结肠镜（2004-11-24）：回肠末端呈结节增殖样改变，伴有多处不规则溃疡形成，病变累及回盲瓣，并有溃疡形成，盲肠见点状糜烂，升、降、横及乙状结肠黏膜光滑，无充血糜烂，无溃疡及异常隆起，直肠黏膜未见异常，诊断：回肠末段结节增殖样改变并溃疡形成，克罗恩病？肠结核？（见图8-5至图8-7）

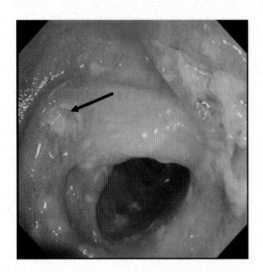

图 8-5　肠镜　回肠末段　箭头示溃疡

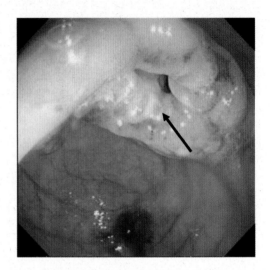

图 8-6　肠镜　回盲瓣　箭头示溃疡

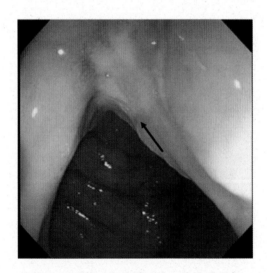

图 8-7　肠镜　回盲瓣溃疡　箭头示溃疡

入院后辅助检查：

腹部 CT（2004-11-26）：回肠末端肠壁增厚，考虑为炎症性病变。脾稍大。

胸部 CT（2004-12-01）：右肺上叶尖段见结节及索条影，其内可见结节状钙化，周围肺组织见多发薄壁无肺纹理区，双肺下叶背段多发小斑片状模糊影，气管、主支气管、各叶段支气管通畅。诊断为右肺上叶陈旧结核，双肺下叶继发性肺结核（见图 8-8）。

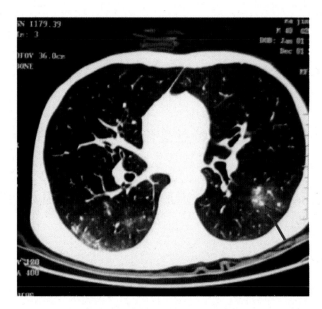

图 8-8　胸部 CT　箭头示斑片影

支气管镜：气管、支气管黏膜正常。

入院后血常规见表 8-1。

表 8-1　血常规

时间	WBC（10^9/L）	NE %	Hb（g/L）	HCT %	PLT（10^9/L）
2004.11.21	20.1	84.6	100	31.4	278
2004.11.25	14.6	86.1	79	24.1	216
2004.11.27	10.1	80.6	78	23.8	214
2004.11.30	11.8	81.9	101	29.9	230
2004.12.03	6.4	79.6	96	29.6	171
2004.12.17	8.6	79.3	83.5	25.2	174.6

入院后 ESR 及 CRP 见表 8-2。

表 8-2　ESR 及 CRP

日期	ESR（mm/h）	CRP（mg/L）
2004.11.15	65	
2004.11.24	39	90.6
2004.12.01		7.8
2004.12.03	18	
2004.12.07	29	

抗体过筛、ANCA 阴性；PPD（1∶2000）阴性；免疫球蛋白、腺苷脱氨酶正常；CEA、AFP、CA125 正常；便常规示潜血阳性；便中未找到结核分枝杆菌；抗 Hp 抗体（＋）。

问题1：总结该患者的病例特点？其主要的临床问题是什么？

问题2：腹痛常见于哪些疾病？哪些疾病在腹痛的同时伴有间断发热？

问题3：该患者腹痛的特点是什么？哪种脏器的疾病引起腹痛的可能性较大？

问题4：请尝试分析该患者腹痛、发热的原因？并制订下一步的诊治方案，请说明理由。

入院后的治疗情况：

入院后因胃镜提示复合型溃疡，首先给予埃索美拉唑镁肠溶片（耐信）治疗以缓解上腹痛；入院后查血常规，WBC和NE均明显升高，考虑可能存在感染，因此给予左氧氟沙星（利复星）（2004.11.25至2004.11.30）和甲硝唑（2004.11.25至2004.12.6）抗感染治疗，后复查白细胞有所下降。

2004年11月27日患者出现黑便，随后出现暗红色血便，予禁食、胃肠减压（抽出胃液为清亮胃液）、止血、输血等治疗后便血停止。

问题5：分析患者消化道出血位置及可能原因。

问题6：请提出患者的治疗方案并说明理由。

结合患者既往结核病史，本次出现腹痛、发热、回盲部溃疡。胸部CT提示双下肺结核，经讨论不能除外结核，决定先给予患者正规抗结核治疗，从2004年11月29日开始给予雷米封0.3g1日1次、利福平0.45g1日1次、乙胺丁醇0.25g1日3次、吡嗪酰胺0.5g1日3次口服四联抗结核治疗。此后患者腹痛明显减轻，无发热、无腹泻，每日排黄色糊状便1～2次。

2004年12月13日复查胃镜：胃多发溃疡，糜烂性胃炎，十二指肠球部溃疡，快速尿素酶试验（－），病理为胃窦部炎症（＋＋），Hp（＋）。

2004年12月13日肠镜提示回盲部多发溃疡，性质不明。取病理行结核分枝杆菌PCR结果为（－），病理提示（回盲部溃疡）：黏膜糜烂，间质可见混合性炎细胞浸润，腺体破坏伴增生、变形，符合炎症性肠病表现，抗酸染色（－），未见干酪坏死及肉芽肿改变。

2004年12月16日胸部CT：与上次比较，右肺上叶陈旧性病变较前无明显改变。双肺下叶背段可见片状模糊影，与前相比部分吸收。

2004年12月17日因患者发热再次予左氧氟沙星（利复星）抗感染治疗。

经过上述治疗后患者WBC、CRP正常，ESR稍高。于2004年12月24日病情好转出院。

问题 7：根据目前的诊治情况患者最可能的诊断是什么？请说明理由。

问题 8：在治疗的过程中应该注意观察患者哪些方面的病情变化，包括定期复查哪些辅助检查。

患者出院后 1 周内病情稳定，饮食、睡眠均好，体重增加 3 kg。但是 1 周后腹部隐痛再次出现，无腹泻，大便 1~2 日 1 次，为黄色干便。继续使用雷米封、利福平、乙胺丁醇、吡嗪酰胺抗结核治疗 2 个月，为复查患者于 2005 年 1 月 26 日再次入院。

第二次入院（2005 年 1 月 26 日）

入院后复查胃镜（2005-1-27）①胃多发溃疡、糜烂；②十二指肠球部溃疡——A2 期，Hp 阴性。病理：胃窦部炎症（＋＋＋），大量多形核粒细胞（PMN）浸润，与上次相比无好转（见图 8-9 至图 8-11）。

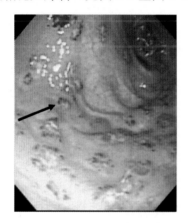

图 8-9　胃镜　胃窦　箭头示溃疡

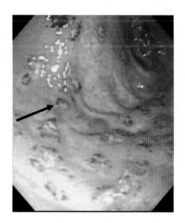

图 8-10　胃镜　胃角　箭头示溃疡

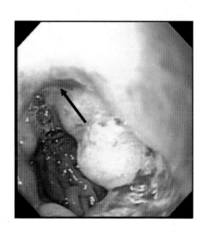

图 8-11　胃镜　十二指肠　箭头示溃疡

肠镜（2005-01-31）：回肠末端僵硬感，管腔狭窄，可见增殖样改变，肠镜反复不能通过。回盲瓣充血、糜烂，表面水肿，可见浅表溃疡形成，触之易出血。

复查 X 线胸片（2005-02-02）：右肺尖陈旧性结核，两肺散在硬结灶。

复查肺部 CT（2005-02-02）：双上肺陈旧病变，右上肺硬结灶；右上肺支气管扩张（支扩）；与 2004 年 12 月 16 日比较，上述病变无显著改变，但原 CT 片双下肺感染已吸收。

经过 2 个月正规抗结核治疗后，患者症状无明显缓解，复查胃镜和肠镜病变无改善，因此目前考虑炎症性肠病可能性大，首先考虑克罗恩病。而胸部病变经过上次住院时抗感染治疗后明显吸收，因此考虑为肺部感染。

问题 9：炎症性肠病主要包括哪几种？考虑患者为炎症性肠病有何根据？

问题 10：溃疡性结肠炎和克罗恩病各自有什么特点，其区别是什么？

问题 11：治疗炎症性肠病常用的药物有哪几类？

问题 12：柳氮磺吡啶（SASP）治疗炎症性肠病的原理是什么，其吸收的部位在哪里？

治疗炎症性肠病首选药物是 SASP，但是该药物吸收部位在结肠，而患者回盲部病变比较明显，且患者胃内也存在病变，因此经讨论，决定给予激素治疗，先给予口服泼尼松 40 mg 1 日 1 次，因为患者既往有结核病史，为此继续给予异烟肼 0.3 g 1 日 1 次口服以及利福平 0.45 g 1 日 1 次口服预防结核复发，在抗结核治疗保驾的基础上给予激素治疗，同时给予埃索美拉唑 40 mg 抑酸及硫糖铝保护胃黏膜。

问题 13：激素治疗炎症性肠病的原理？各种激素之间的剂量如何换算？

问题 14：激素治疗常见的副作用有哪些？对于该患者使用激素最大的风险是什么？

患者于 2005 年 2 月 6 日出院，出院后患者腹痛症状较前明显缓解，无发热。进行上述治疗 2 个月后患者为复查于 2005 年 3 月 23 日再次入院。

第三次入院（2005 年 3 月 23 日）

复查胸部 CT 提示右上肺陈旧病变，与 2005 年 2 月 2 日 CT 比较无明显改变。

患者治疗过程中监测的 ESR 及 CRP 的变化情况见下表 8-3。

表 8-3　**ESR 及 CRP 变化**

时间	ESR（mm/h）	CRP（mg/L）
2004.11.15	65	
2004.11.24	39	90.6
2004.12.03	18	7.8
2004.12.07	29	
2005.01.27	55	33
2005.03.24	44	114.6

患者第三次入院后复查胃镜（2005-03-25）：贲门口溃疡，糜烂性胃炎，十二指肠球部多发溃疡。病理提示胃窦部炎症（＋＋），灶状中性粒细胞浸润，胃体炎症（＋），贲门口炎症（＋＋），溃疡形成伴急性炎性渗出。免疫组化：巨细胞病毒（CMV）早（－），CMV 晚（－），CK（－），EMA（－），抗酸染色（－），Hp（－）（见图 8-12，图 8-13）。

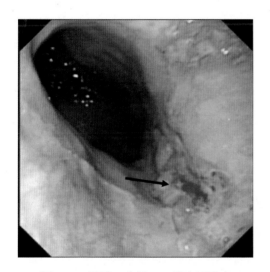
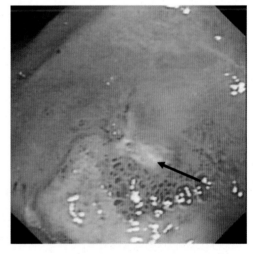

图 8-12　胃镜　贲门口　箭头示溃疡　　　　**图 8-13　胃镜　胃窦　箭头示溃疡**

复查肠镜，结果提示回盲瓣溃疡，克罗恩病？病理：黏膜慢性炎，淋巴细胞灶状反应性增生，局灶性黏膜糜烂，伴急性炎性渗出。CMV 早（－），CMV 晚（－）（见图 8-14，图 8-15）。

给予患者两联抗结核以及泼尼松 40 mg 1 日 1 次治疗 2 个月后，复查胃镜以及肠镜病变较前无减轻，诊断较为困难。遂患者就诊于外院，外院专家考虑结核仍不能完全除外，因此建议继续给予抗结核治疗。由于患者的症状以及镜下表现均有克罗恩病的支持点，但使用激素效果不佳，不能除外血管炎如贝赫切特综合征（白塞病）等的

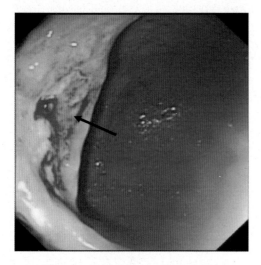
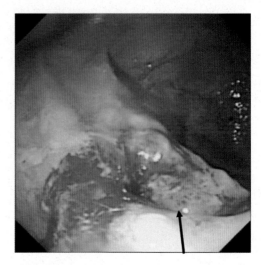

图 8-14　肠镜 回盲瓣　箭头示溃疡　　　　图 8-15　肠镜　回盲瓣　箭头示溃疡

可能，这些都需要手术病理证实，但是克罗恩病患者术后吻合口瘘发生率较高，因此目前建议药物保守治疗，再次抗结核治疗观察疗效。

在此期间请呼吸科会诊，考虑患者中年男性，既往肺结核，第一次入院胸部 CT 提示右上肺为陈旧性病变，双下肺渗出性病变。一般成人继发肺结核很少有下肺受累，并且出现双肺受累者少见。第一次入院时出现发热，血常规提示 WBC 及 NE 明显增高，给予抗感染后逐渐降低，双下肺浸润影消失。同时胃结核在胃酸正常的患者中少见，因此考虑结核病的可能性不大。

为进一步协助诊断，患者再次入院并行小肠镜检查：回肠多发溃疡，克罗恩病可能性大（见图 8-16）。

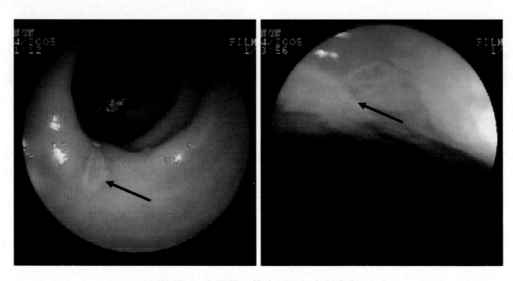

图 8-16　小肠镜　箭头示回肠多发溃疡

　　根据以上检查，考虑克罗恩病可能性大，使用激素 2 个月效果不好，分析可能原因是激素剂量不足，并与患者肠道疾病影响药物吸收有关，因此将泼尼松改为泼尼松龙，并加量至 60 mg 1 日 1 次口服，嘱患者 60 mg 口服 2 周，后 55 mg2 周，继而 50 mg 2 周后复查，在服用激素的同时继续给予两联抗结核治疗。

🖋 问题 15：泼尼松和泼尼松龙的药理作用有何不同？

　　患者第三次出院后，出院期间间断出现腹痛，性质同前。

第四次入院（2005 年 5 月 30 日）

　　患者于 2005 年 5 月 30 日为复查入院。入院后复查 CRP 65.2 mg/L，ESR 50 mm/h，便常规潜血可疑阳性，血常规 WBC 6.98×10^9/L，余无特殊。复查胃镜结果：贲门口溃疡，胃窦、胃角多发溃疡，十二指肠降部小片状糜烂，全胃炎，下段食管炎。胃镜病理：胃窦部炎症（＋＋），可见小血管增生，伴活动性炎症及溃疡；食管下段炎症（＋＋），间质小血管增生，伴鳞状上皮增生（见图 8-17 至图 8-20）。

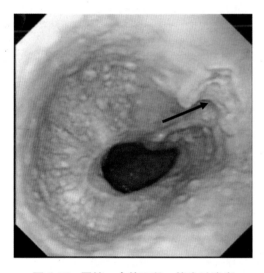 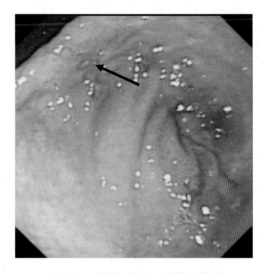

图 8-17　胃镜　食管下段　箭头示溃疡　　　　图 8-18　胃镜　胃窦　箭头示溃疡

　　复查肠镜：回盲瓣口广泛溃疡及糜烂，回肠末段多发溃疡。病理：（回肠末端、回盲瓣口）黏膜糜烂，炎性肉芽组织，上皮增生、变形，间质水肿，未见隐窝脓肿，未见典型肉芽肿改变，符合炎症性肠病；（回肠末端黏膜水肿）黏膜慢性炎（见图 8-21，图 8-22）。

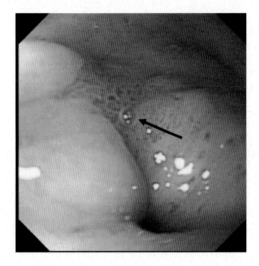

图 8-19　胃镜　幽门口　箭头示溃疡

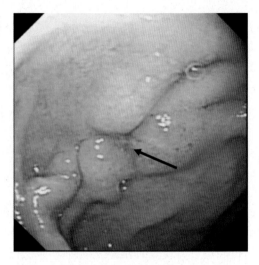

图 8-20　胃镜　十二指肠球部　箭头示溃疡

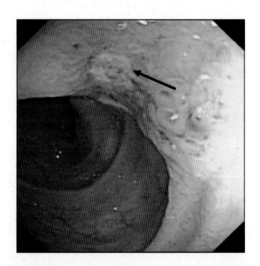

图 8-21　肠镜　回肠末段　箭头示溃疡

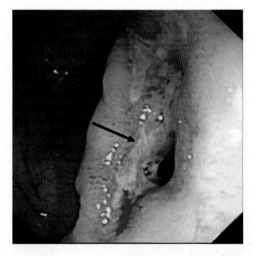

图 8-22　肠镜　回盲瓣　箭头示溃疡

此次入院后患者的 ESR 及 CRP 较前有所上升，胃镜及肠镜结果稍有好转，但改善比较缓慢，提示治疗效果不理想。患者已经应用激素 4 个月，但是没有出现激素副作用（如库欣综合征及骨质疏松等），考虑激素效果不满意，因此加用免疫抑制剂硫唑嘌呤 100 mg 1 日 1 次，继续给予泼尼松龙 50 mg 1 日 1 次口服以及异烟肼 0.3 g 1 日 1 次口服、利福平 0.45 g 1 日 1 次口服两联抗结核治疗。

问题 16：根据病情如何选用药物治疗炎症性肠病？常用的免疫抑制剂有哪些？

🗂 问题 17：常用的免疫抑制剂有哪些副作用？应该如何监测？

上述药物给予 2 个月后，患者为复查再次入院，期间仍有右下腹疼痛伴黏液便。检查示：WBC 4.07×10^9/L，Hb 82.2 g/L，PLT 143.1×10^9/L，ALB 31.2 g/L，ESR 56 mm/h。患者已经应用激素 6 个月，未出现激素副作用（如库欣综合征及骨质疏松等），ALB 32.7 g/L、Hb 88.2 g/L、HCT 29.1% 均偏低，查皮质醇节律正常，考虑存在激素的肠道吸收障碍，故将口服泼尼松龙改为静脉应用甲泼尼龙 40 mg1 日 1 次。20 天后复查胃镜：胃、幽门口多发溃疡及糜烂，食管下段溃疡，十二指肠降部溃疡（见图 8-23，图 8-24）。

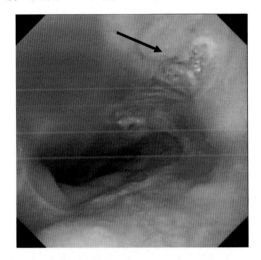 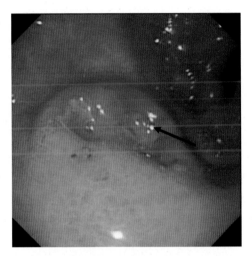

图 8-23 胃镜 食管下段 箭头示溃疡　　　　**图 8-24 胃镜 胃窦** 箭头示溃疡

复查肠镜：回肠末段及回盲瓣口溃疡及糜烂（见图 8-25，图 8-26）。

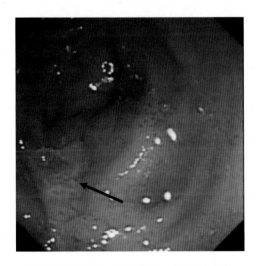 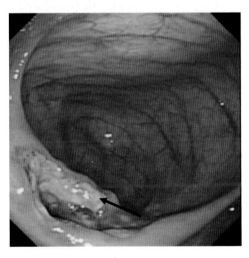

图 8-25 肠镜 回肠末段 箭头示溃疡　　　　**图 8-26 肠镜 回盲瓣** 箭头示溃疡

结合以上检查，考虑诊断为克罗恩病，但消化道溃疡愈合较慢，考虑原因是激素量不足，因此将激素加量，改用布地奈德 9 mg 1 日 1 次，继续应用硫唑嘌呤 100 mg 1 日 1 次，病情稳定出院。

问题 18：你认为该患者的诊断有哪些可能性，其中每种疾病的支持和不支持的证据有哪些？

患者此次出院后就诊于北京市某医院，因出现消化道大出血急诊行手术治疗，术后病理提示为克罗恩病，术后给予甲氨蝶呤口服治疗。

问题 19：克罗恩病常见的并发症有哪些？

问题 20：克罗恩病需要与哪些疾病进行鉴别？

病例小结

中年男性，慢性病程，临床表现主要为腹痛，并有间断腹泻、发热，出现过两次消化道出血，既往曾有结核病史。查体：上腹部轻压痛，无反跳痛及肌紧张，右下腹局限性压痛及反跳痛，无肌紧张，未触及包块。辅助检查：胃镜提示多发浅溃疡，肠镜提示回盲瓣部充血、糜烂、溃疡形成。胸片提示右肺尖陈旧性结核、两肺散在硬结灶。各项病毒学指标、免疫学指标无特殊。先给予抗结核试验性治疗，2 个月后复查肠镜无明显改善，考虑克罗恩病，加用激素；使用激素 4 个月后仍无明显好转，考虑激素效果不佳，加用免疫抑制剂硫唑嘌呤，但效果仍不显著；最后患者因并发症消化道出血行手术治疗，术后病理提示克罗恩病。

该患者在临床诊治过程中应吸取如下经验教训：①患者肠镜提示回盲部增殖样病变，既往有结核病史，因此难以鉴别肠结核和克罗恩病。当肠结核的证据不充分，但有结核病史，不能除外肠结核时，可以给予抗结核试验性治疗，给予正规治疗足够疗程后复查肠镜无明显缓解，要考虑克罗恩病的诊断。②该患者在考虑诊断克罗恩病后，给予抗结核治疗的同时加上激素治疗，疗效不明显，加大剂量后仍不明显。而且该患者在长期使用激素的过程中始终没有出现激素副作用（如库欣综合征及骨质疏松等），化验检查提示患者白蛋白偏低，呈小细胞低色素性贫血，皮质醇节律正常，考虑患者肠道吸收功能不好，故改为静脉应用激素，但是效果仍不明显，说明患者对激素不敏感，激素效果不佳。③克罗恩病的诊断比较困难，肠镜病理不易找到典型的非干酪性肉芽肿，因此手术病理对于诊断来说尤为重要。克罗恩病常见的并发症有肠梗阻、消化道出血等，该患者就是因消化道出血后手术治疗证实为克罗恩病的。④该患者病变累及范围广泛，胃、十二指肠、小肠均受累，这一点支持克罗恩病，不支持结核；临床上消化道结核最常累及回盲部。⑤从内镜表现上，消化道结核和克罗恩病病变均易累及回盲部，但典型的结核溃疡是环绕结肠皱襞的横行溃疡，克隆恩病表现为平行于肠管长轴的纵行溃疡。肠结核的回盲瓣常常因瘢痕收缩呈开大状态，内镜很容易通过并进入回肠末端。与此相反，克罗恩病常常表现为回盲瓣充血水肿，内镜难以通过。该患者在内镜检查时，回肠末端表现为黏膜增殖样改变，内镜无法通过，上述内镜表现支持克罗恩病的诊断。⑥当通过患者的临床症状和内镜表现难以鉴别消化道结核和克罗恩病时，腹部 CT 常常有很重要的鉴别意义。克罗恩病的腹部 CT 常常表现为对称的肠壁向心性增厚，肠腔狭窄；而肠结核的 CT 表现常常为非对称的肠壁增厚，肠壁外有较多的淋巴结增大，如果同时发现腹水亦支持结核的诊断。

病例 9——胸骨后疼痛

病例摘要

患者，男性，27 岁，主因"间断胸骨后疼痛 5 年，间断右下腹疼痛 1 年"于 2006 年 11 月 16 日收入院。

现病史：患者 5 年前饮白酒 3 两，20 分钟后出现胸骨后烧灼样疼痛，并出现恶心、呕吐，呕吐物为胃内容物并混有少量鲜血，鲜血量约 30 ml，之后患者胸骨后疼痛持续不缓解，患者无腹痛、腹胀、腹泻，无反酸、烧心，无胸闷，无呼吸困难，无咳嗽、咳痰等其他不适，就诊于当地医院，行心电图、胸片等检查未见异常，行胃镜检查发现"食管溃疡"，遂住院治疗。住院后给予奥美拉唑静脉点滴 10 天后胸痛明显缓解，继续口服奥美拉唑 20 mg 1 日 2 次和多潘立酮片（吗丁啉）等药物治疗 3 个月余，胸痛几乎完全消失。此后患者自行停药，未复查胃镜。3 年前患者无明显诱因再次出现胸骨后疼痛，于进食生冷食物或喝凉水时出现，自诉为烧灼样疼痛，停止进食后胸痛可消失。患者无吞咽困难，无饮水呛咳，无夜间痛。再次就诊于当地医院，行胃镜检查示"食管下段前壁可见一 2 cm×5 cm×1 cm 溃疡，底平，厚白苔，边缘可见到再生红晕环及小量的新鲜渗血，余未见异常"。病理示"6 块组织中 4 块为增生的鳞状上皮，2 块为增生的腺上皮，均有炎细胞浸润"。给予潘妥洛克静脉点滴及口服治疗，用药后 5 天患者胸痛消失，共服药 2 个月余，未复查胃镜。1 年多前上述症状再次出现，行胃镜检查示"食管溃疡（克罗恩病?），浅表性胃炎"。给予抑酸药物治疗后胸痛再次缓解。1 年来患者曾间断出现过 5 次腹痛，为右下腹疼痛，性质不清，首次腹痛持续约 2~3 小时，于当地医院给予静脉输注抗生素（具体不详）后腹痛消失。后几次疼痛于排气后可明显缓解，未予特殊处理，每次疼痛持续 10 分钟左右。患者自发病以来，无发热，无盗汗，无乏力，无关节肿痛，无皮疹，无口干、眼干，无黑便，无腹泻，无便秘，大便 1 天 1 次，多为黄色成形软便，小便正常。精神、食欲、睡眠可，5 年来体重下降约 5 kg。

既往史、个人史及家族史：患者近 4 年来有反复口腔溃疡病史，每年发作 5 次左右，有时同时有 2~3 处溃疡，溃疡大小约 0.4~1 cm，伴有疼痛，持续 10 余天到 1 个月可消失。5 个月前患者曾出现包皮溃疡，1 个月前曾有咽部黏膜广泛溃疡。否认冠心病、高血压、高脂血症、肾病病史，否认肝炎、结核病史及接触史。否认药物、食物过敏史。不吸烟，偶饮少量白酒。否认家族肿瘤和遗传病病史。

体格检查：体温 36.5℃，脉搏 65 次/分，呼吸 18 次/分，血压 110/70 mmHg，体型消瘦，一般情况可，唇黏膜可见一长约 4 cm 横行白色瘢痕，2 舌侧根部黏膜可见一直径约0.4 cm溃疡，双肺听诊呼吸音清，未闻及干、湿啰音。心界不大，心率65次/分，心律齐，各瓣膜听诊区未闻及杂音。腹软，右下腹轻压痛，无反跳痛、肌紧张，Murphy征阴性。肝、脾肋下未触及。肝区及双肾区叩痛阴性，移动性浊音阴性，肠鸣音4次/分。双下肢无水肿。

入院前主要辅助检查：

免疫球蛋白（2006-11-06，北京某三甲医院）：IgG 11.7 g/L↑，IgA 3.52 g/L，IgM 1.18 g/L。

补体（2006-11-06，北京某三甲医院）：C_3 0.96 g/L，C_4 0.27 g/L。

自身抗体（2006-11-07，北京某三甲医院）：ANA、nRNP、SS-A、SS-B、Scl-70、Sm、Jo-1、抗着丝点抗体均阴性。

入院后辅助检查：

血常规：WBC $4.83×10^9$/L，RBC $4.594×10^{12}$/L，Hb 137.4 g/L，PLT $331.8×10^9$/L。

尿常规、便常规＋隐血、电解质、凝血全项、肝肾功能未见异常。

HBsAg、抗HIV、抗HCV、康瓦反应均阴性。

CRP：10.6 mg/L↑。

ESR：8 mm/h。

血结核抗体：阴性。

针刺试验：阴性。

便找结核分枝杆菌：阴性。

PPD试验：阴性。

心电图：窦性心律过缓伴不齐，不完全右束支传导阻滞。

X线胸部正侧位片：胸部未见活动性病变。

腹部B超：肝、胆、胰、脾、肾未见明显异常。

胃镜（2006-11-21）：食管通畅，食管下段距门齿35 cm以下可见数处增殖样改变，部分呈息肉样隆起，表面发红，取活检质软，易出血，活检后应用凝血酶500U镜下喷洒，血止后退镜。贲门齿状线距门齿40 cm，未见糜烂及溃疡。齿状线不规则。胃底部黏膜花斑，黏液池呈黄绿色。胃体部黏膜花斑，胃角黏膜光滑。胃窦部黏膜花斑。幽门口圆，开放好。十二指肠球部未见溃疡及变形。球后（一）。诊断：食管增殖样改变性质待定，慢性浅表性胃炎（图9-1）。

胃镜病理：胃窦1块，炎症（＋）；贲门口2块，炎症（＋）；食管4块，鳞状上皮乳头状瘤样增生，另可见炎性肉芽组织，Hp（一）。

肠镜（2006-11-21）：肛查阴性。插镜至回肠末段，回盲瓣僵硬，持续开放，瓣口可见息肉样增殖性隆起，表面不平，大小0.5～0.6 cm，取活检质韧。另可见两处溃疡，大小分别为0.5 cm和0.3 cm，周边黏膜水肿，覆盖白苔。回肠末端散在瘢痕样改变。盲肠回盲瓣口附近，阑尾口对侧可见一处0.2 cm增殖样隆起。余结直肠黏膜无异

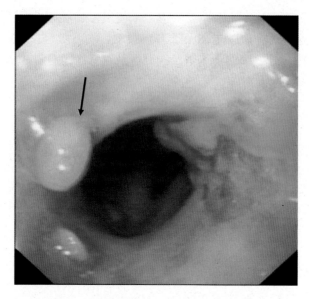

图 9-1 胃镜 食管 箭头示息肉样增殖

常。诊断：回肠末端多发溃疡，回肠末端及盲肠多发增殖样改变，克罗恩病？（图 9-2，图 9-3）

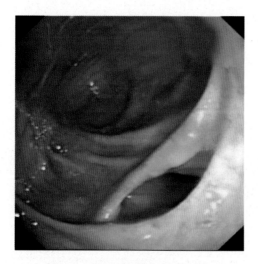

图 9-2 肠镜 回盲瓣口及升结肠

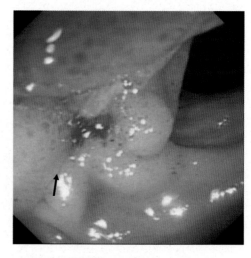

图 9-3 肠镜 回肠末段 箭头示溃疡

肠镜病理：（回肠末端、盲肠）黏膜慢性炎，淋巴组织增生。

📝 **问题 1**：该患者的临床特点有哪些？目前的主要问题是什么？

📝 **问题 2**：该患者的初步诊断是什么？支持该诊断的证据有哪些？如何进行鉴别诊断？

问题 3：该患者既有胸骨后疼痛，也有右下腹疼痛，引起右下腹疼痛的可能原因有哪些？

问题 4：克罗恩病的消化系统表现、全身表现和肠外表现有哪些？克罗恩病内镜和组织学特点有哪些？

问题 5：克罗恩病的并发症有哪些？

问题 6：归纳克罗恩病和溃疡性结肠炎的鉴别要点。

问题 7：能引起胸痛的消化系统疾病有哪些？

问题 8：以"胸痛"来诊的患者，首先应排除致命性疾病如急性心肌梗死、急性肺栓塞、张力性气胸和主动脉夹层，如何从病史、体格检查和辅助检查上来迅速作出鉴别？

问题 9：如何鉴别白塞病和克罗恩病导致的肠道损害？

问题 10：白塞病的消化系统病变有哪些？该疾病诊断标准是什么？针刺试验是如何实施的？它对于白塞病的诊断意义如何？

问题 11：如何鉴别肠结核和克罗恩病？

问题 12：制订该患者下一步的诊疗计划。

该患者自 2006 年 11 月 24 日起给予泼尼松 30 mg 1 日 1 次口服，停用抑酸药物。症状逐渐缓解，带药出院。嘱患者规律服用药物，3 个月后复查胃肠镜。但是患者规律服药 3 个月后，未遵医嘱复查。自行停药 12 天后，又再次服用泼尼松 25 mg 1 日 1 次半个月左右，减为 20 mg 1 日 1 次。无明显不适症状，于 2007 年 4 月 11 日为复查而入院。

第二次入院（2007 年 4 月 11 日）

胃镜（2007-04-13）：见食管多发白色瘢痕，环形，累及食管 2/3，食管多发山田Ⅱ型息肉增殖样改变，可见纵行浅溃疡，食管下段超声内镜见全层增厚，最厚处约 9 mm，各层分界不清，黏膜层、黏膜下层、肌层均增厚。胃底、胃体、胃角、胃窦均见黏膜花斑。Hp 尿素酶试验（一）。诊断：食管增殖样病变并溃疡形成性质待定，克罗恩病？（图 9-4，图 9-5）

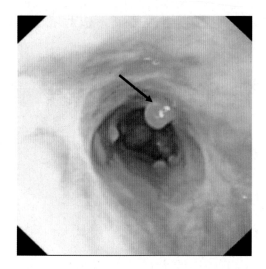

图 9-4　胃镜　食管　箭头示增殖样病变

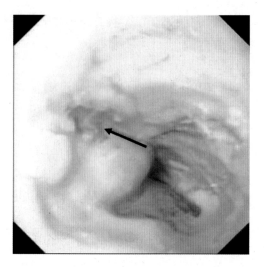

图 9-5　胃镜　食管　箭头示溃疡

胃镜病理（2007-04-13）：胃窦部炎症（＋），食管炎症（＋＋至＋＋＋），鳞状上皮息肉状增生，鳞状上皮增生伴溃疡形成，可见多量淋巴细胞、浆细胞浸润。

肠镜（2007-04-18）：进镜到回肠末段 10 余厘米，回肠末段近回盲瓣口处可见山田Ⅱ型、直径 0.3 cm 息肉，未见溃疡。回盲瓣及邻近升结肠约 3 cm 范围可见大片溃疡，溃疡周边呈增殖样改变，占 1/3～1/2 肠腔，并可见一直径约 0.6 cm 息肉样增殖物，回盲瓣僵硬，表面亦有溃疡及增殖样改变。诊为：回盲瓣、升结肠溃疡性质待定，克罗恩病？（图 9-6，图 9-7）。

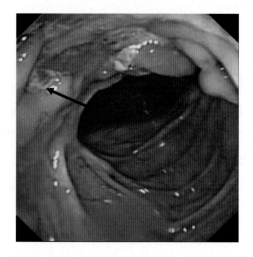

图 9-6　肠镜　回盲瓣口及升结肠　箭头示溃疡

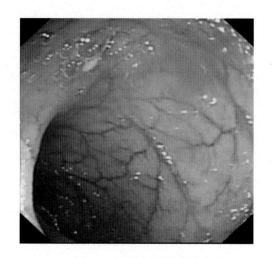

图 9-7　肠镜　回肠末段

患者自 2007 年 4 月 17 日泼尼松加量至 30 mg 1 日 1 次，3 日后加用免疫抑制剂硫唑嘌呤（依木兰）100 mg 1 日 1 次，睡前口服。

　　📄 问题 13：如何评价患者的病情是否得到了控制，激素无效时该如何调整治疗方案？

　　📄 问题 14：克罗恩病活动指数（CDAI）是如何评估克罗恩病情的？

　　📄 问题 15：治疗克罗恩病时，何时选用硫唑嘌呤？

第三次入院（2007 年 6 月 20 日）：

　　患者于 2007 年 6 月 20 日因"间断胸骨后疼痛 6 年，间断右下腹痛 2 年，再发胸痛 15 天"第三次入院。患者于 15 天前再次发作右胸及胸骨后疼痛，为针刺样，较剧烈，不向背部放射，伴反酸、嗳气，饮食及变换体位时疼痛可加重，夜间也加重，休息后可逐渐缓解。时有右下腹隐痛，可自行缓解，但与胸痛无关。入院查体：体温 37.4℃，血压 90/60 mmHg，体型中等，于右侧咽后壁可见 2 个直径约 0.2 cm 溃疡。腹软，右下腹轻压痛，无反跳痛、肌紧张，Murphy 征阴性。肠鸣音 4 次/分。

　　胃镜（2007-06-22）：进镜 38～42 cm 处于食管可见溃疡形成，大片状纵行分布，表面覆白色苔，溃疡周围结节不平，可见多发息肉样改变，病变累及食管管腔约 2/3 周（图 9-8，图 9-9）。

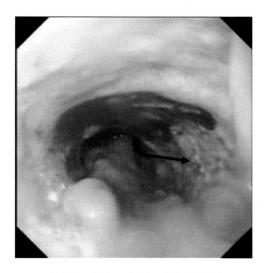

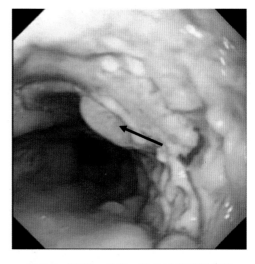

图 9-8　胃镜　食管　箭头示溃疡　　　　**图 9-9　胃镜　食管**　箭头示增殖样病变

　　肠镜（2007-06-22）：回肠末段散在增殖样病变，回盲瓣口僵硬，升结肠近盲肠约 3 cm 范围可见增殖样病变，病变累及约 2/3 环周肠腔，表面可见多发糜烂，伴大溃疡形成（累及约 1/2 肠腔），溃疡覆白苔（图 9-10，图 9-11）。

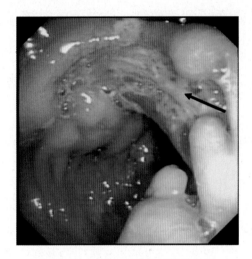 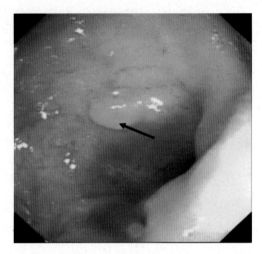

图 9-10　肠镜　回盲瓣口及升结肠　　　　图 9-11　肠镜　回肠末段　箭头示增殖样病变
　　　　　箭头示溃疡

　　患者再次发作胸痛，内镜提示溃疡面积较前增大，此时患者使用泼尼松已有 7 个月，硫唑嘌呤 2 个月，表明激素对患者病情无明显疗效，泼尼松逐渐减量。由于硫唑嘌呤使用不足 3 个月，暂继续使用。将泼尼松减为 20mg 1 日 1 次，2 天后患者开始出现发热，体温可达 38.9℃，无咽痛，无咳嗽、咳痰，无尿频、尿急、尿痛，无腹痛、腹泻。患者血常规变化如表 9-1。

表 9-1　血常规变化

日期	WBC（$\times 10^9$/L）	NE（%）	Hb（g/L）	PLT（$\times 10^9$/L）
2007.6.21	5.66	63.73	131.8	385.5
2007.6.26	4.89	75.33	120.5	344.1
2007.6.29	5.29	71.78	128.0	393.3
2007.7.06	2.61	81.37	105.3	284.9
2007.7.11	2.45	54.81	97.4	259.9
2007.7.13	1.17	81.18	90.3	247.7
2007.7.14	3.61	63.16	97.6	275.8
2007.7.16	2.84	57.22	90.6	274.7
2007.7.18	2.11	59.83	81.1	311.6
2007.7.26	3.68	62.91	88.5	396.6
2007.7.28	2.90	61.10	90.0	278.0
2007.7.31	3.44	71.91	89.8	321.1

问题 16：分析患者发热的可能原因。

问题 17：分析患者白细胞减少和贫血的原因可能有哪些？该如何处理？

问题 18：克罗恩病患者的营养支持该如何实施？

患者于 2007 年 6 月 29 日开始每日应用甲泼尼龙 40 mg 静滴。使用 3 周后，胸痛有所好转，但间断仍有低热。复查胃镜（2007-07-19）提示距门齿 33 cm 处至齿状线可见巨大近环周型溃疡（超过食管 3/4 周），伴增殖样改变，附少量白苔，病变较 1 个月前明显增大（图 9-12）。因此糖皮质激素治疗无效，逐渐减量，直至停用；硫唑嘌呤累积量已达 9 g，食管溃疡仍在继续增大，表明硫唑嘌呤无效，应换药。2007 年 7 月 25 日开始使用环孢素 A135 mg 1 日 1 次静脉滴注。

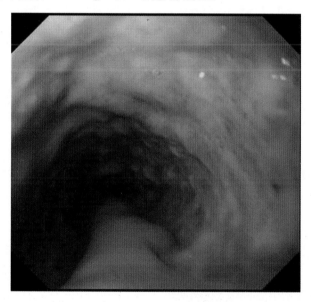

图 9-12　胃镜　食管

问题 19：简述治疗炎症性肠病时应用环孢素 A 的指征。

在使用环孢素 A 的前 2 周内，患者症状较前好转，体温未超过 37.5℃，胸痛逐渐缓解。但是随后患者又开始出现发热，体温可达 38.5℃。进食时，出现哽噎感，吞咽困难；胸痛也逐渐加重。使用环孢素 A 3 周后复查胃镜（2007-08-17）提示进镜至距门齿 32 cm 处可见约 0.3 cm 表面黏膜隆起，表面光滑，为避免胃镜触碰引发出血，未继续进镜。于此部位遥望可见距门齿 32 cm 以下环状溃疡伴增殖样改变。距门齿 18～20 cm 处至咽部可见溃疡改变，附有白苔，累及近 1/2 食管腔（图 9-14，图 9-15）。病变继续加重，并出现食管狭窄。请外科会诊，不建议行手术治疗。

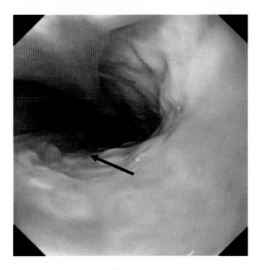
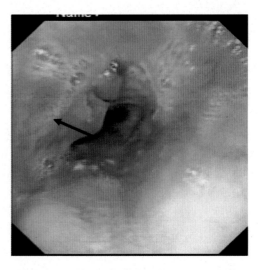

图 9-13　胃镜　食管　黑箭头示
溃疡　红箭头示增殖

图 9-14　胃镜　食管　箭头示增殖样病变

问题 20：克罗恩病手术治疗的适应证是什么？

问题 21：患者胃镜提示病变加重是否就表明环孢素 A 无效？请陈述你的理由。

2007 年 9 月 3 日患者开始出现恶心，随后出现便血，为鲜血便。急诊胃镜（2007-09-03）：距门齿 40 cm 处食管狭窄，距门齿 37 cm 以下至狭窄处可见食管溃疡伴增殖样改变，累及近食管腔全周。距门齿 23 cm 处至咽部可见溃疡改变，累及近 1/2 食管腔（图 9-15，图 9-16）。肠镜（2007-09-03）提示消化道出血，结肠出血可能性大。予以

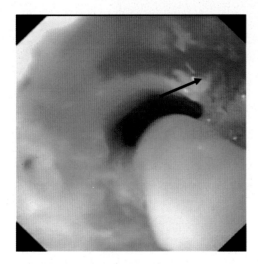
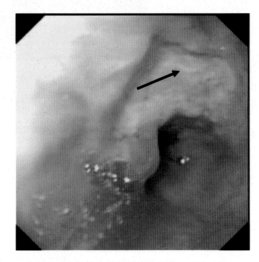

图 9-15　胃镜　食管　箭头示溃疡

图 9-16　胃镜　食管　箭头示溃疡

禁食、抑酸、补液、输血、监测生命体征和血红蛋白变化，出血逐步得到控制。2007年9月4日停用环孢素A。2007年9月7日用英夫利昔单抗200 mg，给药时间2小时，用药过程中患者无不适。此后患者可进食少量流食，但仍有胸痛和发热，自行出院。

问题22：用于治疗克罗恩病时，英夫利昔单抗该如何使用？其不良反应有哪些？

问题23：回顾患者的病情变化和治疗，你认为患者的最佳治疗方案是什么？

病例小结

青年男性，慢性病程，表现为：胸骨后烧灼样疼痛、吞咽困难、右下腹疼痛、发热、便血，既往有口腔、咽部和包皮溃疡。查体：口腔可见溃疡，腹部平软，右下腹压痛，肠鸣音正常存在。辅助检查：多次内镜检查可见食管、回肠末端和升结肠多发溃疡伴增殖样改变，随着病情的进展，镜下改变逐渐加重，并出现食管狭窄和结肠出血。免疫学指标和结核相关指标均未见异常。结合患者的症状、体征和辅助检查结果，尤其是内镜学检查，考虑克罗恩病的诊断是成立的。当然，在诊断的过程中需要注意鉴别贝赫切特综合征（白塞病）和结核。本病例中，结核是相对容易排除的。一般来讲，食管结核常常是由于纵隔淋巴结结核破溃并累及食管所致，所以在内镜表现上，常常有外压的表现，胸部CT检查常能发现纵隔的结核病灶；此外，这种累及食管、回肠末端、升结肠的多发病变表现不支持结核。白塞病鉴别起来比较困难，该患者有过口腔溃疡、生殖器溃疡的症状，是白塞病的临床特点。一般来讲，白塞病的内镜下病变形式单一，基本上都表现为溃疡，且因其本质上是血管炎，所以病变边缘锐利、清晰，形如刀切，又称"打孔机样"溃疡。克罗恩病的内镜下病变形态多样，除溃疡外，可以有糜烂、息肉样增生。有时这二者很难鉴别，经过长期随访发现，有些白塞病还可以演变成克罗恩病。本病例在治疗上，先后予以口服泼尼松、硫唑嘌呤，静脉应用甲泼尼龙和环孢素A，病情均未得到良好的控制；最终予以英夫利昔单抗治疗，在用药过程中患者无不适，症状有所缓解，自行出院。

该患者在临床诊治过程中应吸取如下经验教训：①对于反复发作的慢性疾病，应做好患者及家属的健康教育工作，指导患者用药和日常生活，告之不能自行停药或减量；②在免疫抑制治疗过程中，要适时评估疾病的活动情况，在足量、足疗程的前提下，若是无效，应换用或联合使用其他免疫抑制剂；③对于疑难病例的治疗，应及时查找文献，打破传统思维，积极探寻新的治疗思路。

炎症性肠病的治疗进展

炎症性肠病（inflammatory bowel disease，IBD）病因未明，包括溃疡性结肠炎（ulcerative colitis，UC）和克罗恩病（Crohn's disease，CD）。一般认为 UC 和 CD 是同一疾病的不同亚类，其发病机制、临床表现及治疗均相似。传统治疗药物包括氨基水杨酸类药物（柳氮磺吡啶和 5-氨基水杨酸）、糖皮质激素、免疫抑制剂等。IBD 治疗疗程长、效果不佳、容易反复，主要原因为该病的发病机制仍不明确，并缺乏特异性治疗药物。随着对 IBD 发病机制认识的不断深入，其发病过程中的炎症和免疫途径不断被揭示，针对其炎症和免疫信号通路中各个环节的生物制剂不断应用到临床治疗中，同时针对某些特定靶分子的新兴生物学治疗方法也逐步被开发并取得了较大的进展。

1. 营养支持

IBD 的病理特点为肠黏膜的炎症，由于炎症的存在，影响肠道对营养物质的消化吸收，可能出现营养不良，尤其是在 CD 患者中多见。因此，营养支持在 IBD 的各个阶段均具有重要的治疗及辅助治疗作用。

营养支持包括肠外营养（parenteral nutrition，PN）和肠内营养（enteral nutrition，EN）。通过营养支持，可改善肠道病变导致的营养不良、贫血、骨骼病变，达到减轻症状、增加营养摄入、改善全身状况的目的。对于 CD 来说，营养支持还可能对诱导缓解起辅助作用，但循证医学表明单纯 EN 作为主要治疗诱导缓解的疗效不及糖皮质激素，因此不能将其作为急性期 CD 的主要治疗方法。此外，营养支持还能延长缓解期，Esaki 等将 40 例因严重并发症需要手术治疗的 CD 患者分为 EN 组和非 EN 组，EN 组术后 5 年的复发率为 46%，而非 EN 组术后 5 年的复发率高达 75%（$P=$ 0.017）。虽然缺乏足够的循证医学证据，但由于肠内营养不良反应少，相对安全，目前推荐用于 CD 维持缓解的辅助治疗。

在营养支持方式上，应首选 EN。PN 的治疗效果并不优于 EN，仅适用于那些有 EN 禁忌证的患者。目前改变肠内营养液的某些特殊成分如脂质、抗氧化维生素、谷氨酰胺、丁酸盐、益生原和肠道益生菌、低微粒含量饮食、转化生长因子 β2 以提高 EN 的疗效和耐受性，是这一领域内研究的热点。

2. 药物治疗

IBD 仍以药物治疗为主，包括氨基水杨酸类、糖皮质激素、免疫抑制剂、抗菌药物及新近研究的生物制剂等等，但是其治疗策略正在发生着改变。

（1）氨基水杨酸制剂：柳氮磺吡啶（SASP）及各种新型的 5-氨基水杨酸（5-ASA）目前仍是治疗 IBD 的基本药物。现已知 SASP 的有效成分为 5-ASA，不良反应主要由磺胺吡啶所致。SASP 用于轻、中度 UC 和 CD 回结肠炎的诱导缓解和维持治疗。但是，该药物不良反应较多，包括过敏、肝肾功能损害、白细胞降低等。5-ASA 类药物有美沙拉嗪、奥沙拉嗪和巴柳氮，疗效与 SASP 相仿，优点是不良反应明显减少，缺点是价格昂贵，可用于 SASP 不能耐受者。SASP 栓剂和 5-ASA 的栓剂和灌肠剂，适用于病变局限于远端结直肠者，副作用较全身用药小。

（2）糖皮质激素：糖皮质激素是目前控制病情活动最有效的药物，适用于疾病的活动期。主张用药时初始剂量要足够。重度患者可静脉使用激素。但是激素类药物不能减少复发，而且不良反应太大，因此不主张长期维持治疗。对于激素依赖的患者可加用免疫抑制剂。布地奈德是一种新型的糖皮质激素，因其能迅速在肝内失活，故虽有很强的肠道内抗炎作用，而全身激素样副作用却很少。循证医学表明，激素类药物仅用于诱导缓解，对于维持缓解无益，应在病情缓解后逐渐减量，并换用水杨酸类药物或免疫抑制剂作为维持治疗，即便是副作用较小的布地奈德，也不主张应用超过 12 个月。

（3）免疫抑制剂：免疫抑制剂包括传统和新型两大类。传统的药物有 6-巯基嘌呤（6-MP）、硫唑嘌呤（AZA）、甲氨蝶呤等（MTX），主要用于对糖皮质激素治疗反应不佳或对激素依赖的慢性活动性疾病，加用这类药物后可逐渐减少激素用量直至停用激素。其中 MTX 主要用于 CD 的治疗，其对 UC 的疗效尚存在争议。目前，AZA、6-MP、MTX 有三方面的缺点。第一，严重的不良反应，主要是白细胞减少等骨髓抑制表现；第二，远期有发生恶性肿瘤的危险；第三，6-MP、AZA 需三个月起效。新型的免疫抑制剂有环孢素 A（CsA）、他克莫司（FK506）和霉酚酸酯（MMF）。CsA 对 UC 的短期效果较好，但长期效果不好且易发生肝肾毒性的不良反应，因此只能作为长期免疫调节方案的一种短期辅助治疗。FK506 有类环孢素作用，不良反应少，在维持缓解方面，FK506 可能优于 CsA。CsA 和 FK506 对 CD 的疗效尚存在争议，通常认为不如对 UC 的疗效确切，可能在一定程度上短期缓解 CD 患者症状，但对诱导缓解无效。另一种免疫抑制剂 MMF 可抑制 T、B 细胞中的经典合成途径，进而抑制淋巴细胞的增生，与 AZA 相比，不良反应较小，可作为硫唑嘌呤的代用品。

（4）抗菌药物：对 UC 来说，一般无使用抗生素的指征，但是对于重症有继发感染者应积极抗菌治疗。对于 CD 来说，某些抗菌药物如甲硝唑、喹诺酮类药物有一定疗效。甲硝唑对有肛周瘘管者疗效较好，喹诺酮类药物对瘘亦有效。单独使用这类药物疗效有限，故临床上一般与其他药物联合短期应用，以增强疗效。

（5）生物制剂：细胞因子在机体免疫系统的调控中发挥重要作用，IBD 患者出现抗炎因子和促炎因子的平衡失调，为生物学治疗提供依据。目前所用的生物制剂主要针对炎症发病机制中某一具体步骤进行靶向治疗。研究最早、使用最广的是针对肿瘤坏死因子（TNF）的单克隆抗体英夫利昔（Infliximab，IFX）。IFX 是一种具有有效抗炎作用的抗 TNF 人鼠嵌合 IgG1 单克隆抗体，其分子包括 75% 人类 IgG1Fc 段，25% 鼠类 Fab 段或抗原识别区。其作用机制包括：通过结合可溶性 TNF 与跨膜 TNF 而抑制 TNF 信号传导，通过激活补体和抗体依赖细胞毒细胞（ADCC）作用，使 TNF 生成细胞溶解，其中以前一种机制为主。

早在 1997 年，Targan 等首先证实单剂量 IFX 的疗效，在 18 家医院中选择了 108 例中、重度 CD 患者进行随机双盲研究，以克罗恩病活动指数（Crohn's disease activity index，CDAI）衡量疾病的严重程度。将患者分成安慰剂组（25 例）和 3 个治疗组，静脉给 IFX 的剂量分别为 5 mg/kg（27 例）、10 mg/kg（28 例）和 20 mg/kg（28 例），第 4 周 CDAI 下降≥70 分的百分率分别为 16.0%、81.5%、50.0% 和 64.3%。对于治疗 4 周后 CDAI 下降<70 分的患者，继续观察 12 周后，发现治疗组平均有效率达 41%（34 例）。1998 年 5 月美国食品与药品监督管理局（FDA）首次批准 IFX 用于常规治疗无效的中、重度 CD 患者。目前 IFX 可用于经充分糖皮质激素或免疫抑制剂治疗无效或不能耐受的中至重度活动性 CD 患者以及合并瘘管的 CD 患者。我国也在 2006 年批准 IFX 用于 CD 的诱导缓解和维持治疗。

紧随 IFX 应用于 CD 之后，两项大型临床对照试验 ACT-1 和 ACT-2 证实了其对 UC 也同样适用。在 ACT-1 中，在第 0、2、6 周给予患者 IFX 5 mg/kg 或 10 mg/kg，在第 8 周分别有 69% 和 62% 的患者对药物有反应，而安慰剂组有 37% 的患者有反应（$P < 0.02$）。在 ACT-2 中，分别有 65% 及 69% 的患者在第 8 周对 5 mg/kg 及 10 mg/kg 的治疗有反应，安慰剂组反应率仅为 26%（$P < 0.001$）。对于可能需要行手术治疗的中至重度 UC 患者来说，IFX 可作为一种挽救疗法使患者免受手术之苦。在 Jarnerot 的研究中显示，71% 的激素治疗失败患者经 IFX 治疗后在 3 个月内免除了结肠切除术，安慰剂对照组有 33% 的患者免除了手术（$P = 0.017$）。目前美国 FDA 也已批准 IFX 用于难治性 UC，但我国尚未批准将其用于 UC 治疗。

另有一些临床研究显示 IFX 对改善 IBD 引发的肠外表现同样有效，如坏疽性脓皮病、葡萄膜炎、关节炎等。

虽然，IFX 已被证实对 IBD 有效，但是在临床应用过程中也存在风险，应予以警惕。一方面，IFX 具有免疫原性，中和抗体后可引起输液反应、迟发的血清病样反应和疗效降低。另一方面，IFX 的严重不良反应主要包括机会性感染（尤其是结核）、淋巴瘤和加重已存在的充血性心力衰竭等。

近两年来，一些新型的生物制剂也开始进入临床应用或进行早期试验。对于 CD 而言，纯人源化抗 TNF-α 的 IgG 单抗 Adalimumab、人源化抗 α-4 整联蛋白的 IgG4 单抗 Natalizumab 和聚乙二醇化人抗 TNF-α 抗体 Fab 片段产品 Certolizumab Pegol 均已在美国被批准应用于临床，并被认为与 IFX 同样有效。Adalimumab 也正在进行治疗 UC 的Ⅲ期临床试验，初步结果显示其对 UC 也具有较好疗效。许多大量临床对照研究均证实，生物制剂不但在诱导缓解方面疗效明显优于传统药物，而且在维持治疗中也有巨大的优势。

（6）降阶梯治疗：IBD 药物治疗的新模式。

IBD 药物治疗的传统模式是"升阶梯治疗（step-up approach）"，即：对于轻、中度 IBD，首选不良反应较小的 5-ASA 类制剂，若 5-ASA 无效，再改用糖皮质激素诱导缓解；维持治疗也多采用 5-ASA，无效时可改用免疫抑制剂。对于中、重度 IBD，则升级为全身糖皮质激素诱导缓解，维持治疗采用免疫抑制剂，对糖皮质激素抵抗或无效以及出现并发症的患者，多采用手术治疗。在多年的临床应用中，这种标准模式逐渐显露出其潜在的巨大缺陷，因为在治疗方案升级前，许多患者可能会在相当长的时间内使用无效方案，此时肠道炎症将持续存在，必将导致不可逆的组织损伤（如纤维化等）。因此，在这种模式下，手术治疗的 IBD 患者比例非常高。

目前，一种新型的治疗模式，即降阶梯治疗（top-down approach，TD）正逐渐受到临床关注，其治疗理念是：早期应用目前能获得的最有效的治疗方案，从而改变疾病的自然病程，降低患者对激素的依赖性，最终缩短住院时间和降低手术率。Hommes 等对比了 130 例中至重度活动期 CD 升阶梯治疗（起始治疗为激素＋后期免疫调节剂）与降阶梯治疗（起始治疗为 IFX＋AZA）的疗效差异。尽管 1 年后两组缓解率相似（77% *vs.* 64%），但升阶梯治疗组中 19% 的病人仍需激素治疗，而降阶梯治疗组中无一例病人需要激素治疗。在降阶梯治疗组中，内镜下黏膜完全愈合率也高于升阶梯治疗组（71% *vs.* 30%）。尽管该研究存在一些方法学的缺陷，但它提供了第一个确凿的证据，即通过生物治疗方式对 CD 进行早期、积极的治疗，能提高治疗反应，降低激素的需要量，并改变疾病的自然病程。但降阶梯模式也存在一些潜在的问题，如某些病人可能会有过度治疗、长期抗 TNF 治疗存在毒性以及治疗费用昂贵等。该模式最大的挑战在于确定哪些 IBD 病人需要应用该模式，并制订个体化治疗策略。目前尚缺乏大规模随机临床研究来证实降阶梯治疗策略优于传统的序贯治疗（升阶梯治疗）模式。

3. 手术治疗

IBD 手术适应证主要是针对并发症，带有姑息性质，包括 CD 引发的完全性肠梗阻、瘘管与脓肿形成，UC 和 CD 的急性穿孔、不能控制的大量出血、经积极内科治疗无效的中毒性巨结肠等等。虽然全结肠切除从理论上讲可治疗 UC，但术后仍存在一些问题，如储袋炎的预防。而 CD 的术后复发是至今仍难以解决的首要问题。

目前尚无治愈 IBD 的有效方法，容易复发，因此患者可能需终身治疗。应根据患者的具体情况，综合使用营养支持、药物治疗和手术治疗，尤其是生物制剂，制订个体化治疗方案，以增强治疗效果，争取长期缓解，最大限度地提高患者的生活质量。

参考文献

［1］Rutgeerts P，Lofberg R，Malchow H，et al. A comparison of budesonide with prednisolone for active Crohn's disease［comment］. N Engl J Med，1994，331：842-845.

［2］Goh J，O'Morain CA. Review article：nutrition and adult inflammatory bowel disease［J］. Aliment Pharmacol Ther，2003，17 (3)：307-320.

［3］Zachos M，Tondeur M，Griffiths AM. Enteral nutritional therapy for induction of remission in Crohn's disease. Cochrane Database of Systematic Reviews，2007，Issue 1：CD000542.

［4］Esaki M，Matsumoto T，Hizawa K. Preventive effect of nutritional therapy against postoperative recurrence of Crohn's disease，with reference to findings determined by intra-operative enteroscopy. Scand J Gastroenterol, 2005, 40 （12）: 1431-1437.

[5] Rutgeerts P. A critical assessment of new therapies in inflammatory bowel disease. Gastroenterol Hepatol, 2002, 17 (Suppl): S176-S185.

[6] Targan SR, Hanauer SB, Van Deventer SJ, et al. A short-term study of chimeric monoclonal antibody cA2 to tumor necrosis factor alpha for Crohn's disease. N Engl J Med, 1997, 337 (15): 1029-1035.

[7] Rutgeerts P, Sandborn WJ, Feagan BG, et al. Infliximab for induction and maintenance therapy for ulcerative colitis. N Engl J Med, 2005, 353 （23）: 2462-2476.

[8] Jarnerot G, Hertervig E, Frijs-L iby I, et al. Infliximab as rescue therapy in severe to moderately severe ulcerative colitis: a randomized, placebo-controlled study. Gastroenterology, 2005, 128 (7): 1805-1811.

[9] Rutgeerts P, Van Assche G, Vermeire S. Review article: Infliximab therapy for inflammatory bowel disease—seven years on. Aliment Pharmacol Ther, 2006, 23: 451-463.

[10] Colombel JF, Kamm MA, Schwartz D, et al. Sustainability of adalimumab in fistula healing and response: 2 year data from CHARM and 12-month open-label extension follow-up study. Am J Gastroenterol, 2007, 102: S497-498.

[11] Hommes D, Baert F, Van Assche G, et al. The ideal management of Crohn's disease: Top down versus step up strategies, a randomized controlled trial. Gastroenterology, 2006, 130 (Suppl2): A108.

病例 10——腹痛

病例摘要

患者，女性，36 岁，主因"间断中上腹痛 1 年"于 2006 年 1 月 5 日收入院。

现病史： 患者入院 1 年前无明显诱因出现剑突下、中上腹疼痛，每次持续约 1~2 个小时，可忍受，无放射痛，伴恶心，偶有呕吐，呕吐物为胃液，白天空腹时症状明显，进食后可减轻。上述症状约 1 个月发作 1 次，未行诊治。5 个月前患者中上腹疼痛较前频繁，约 1 周发作 1 次，就诊于我院门诊，予吉法酯片（惠加强）、胰酶片口服，患者症状缓解，自行停药。3 个月前患者再次出现中上腹疼痛，伴恶心，偶有呕吐，呕吐物为胃液，就诊于我院门诊，查 ALT 13U/L，AST 19U/L。HbsAg（－），抗 HIV（－）。予吉法酯片（惠加强）、雷贝拉唑 20 mg 1 日 2 次、多潘立酮片（吗丁啉）10 mg 1 日 3 次口服，患者服药半个月后症状缓解，自行停药。20 余天前患者中上腹疼痛再次发作，多出现于夜间，每天都有发作，有时夜间可痛醒。再次就诊于我院门诊，行胃镜检查（2005 年 12 月 14 日），诊断：胃角多发溃疡，性质待查。Hp 尿素酶试验阳性。活检病理结果：胃窦部炎症（＋＋），伴中性粒细胞浸润。胃角：炎症背景中可见散在多量中等偏大细胞，免疫组化染色：CD20＋、CD3－，CK－，Kappa 少部分细胞（＋），Lambda 部分细胞（＋），不除外非霍奇金淋巴瘤，B 细胞源性（黏膜相关淋巴组织淋巴瘤），必要时再取活检，Hp（＋）（见图 10-1）。予埃索美拉唑镁肠溶片（耐信）40 mg 1 日 1 次、阿莫西林 0.5 g 1 日 2 次、克拉霉素 0.5 g 1 日 2 次、果胶铋 150 mg 1 日 3 次口服 14 天根治 Hp。随后停用阿莫西林及克拉霉素，口服埃索美拉唑镁肠溶片（耐信）40 mg 1 日 1 次、果胶铋 150 mg 1 日 3 次至入院。9 天前患者再次于我院门诊行胃镜检查（2005 年 12 月 26 日），诊断：胃角溃疡及增殖样改变——淋巴瘤？慢性浅表性胃炎。Hp 尿素酶试验阴性。活检病理：胃角：炎症（＋＋＋），黏膜内多量淋巴细胞、浆细胞浸润，部分区域黏膜腺体有破坏，增生的淋巴细胞有轻度异型性。免疫组化染色：CD3 部分（＋），CD20（＋＋），κ 散在（＋），λ（＋＋），CK 上皮（＋），Ki－67＞50%，考虑淋巴组织增生，不除外黏膜相关淋巴组织淋巴瘤。Hp（－）（见图 10-2）。查血 Hp-IgG 阳性，Hp-CagA-IgG 阳性。为进一步诊治收入院。患者饮食一直欠规律，无咳嗽、咳痰。自发病以来，无反酸、烧心；无腹泻、腹胀，无双下肢水肿；无尿频、尿急、尿痛。平日约 3~4 天大便 1 次，黄色稍干便；小便正常；精神、睡眠、食欲可，近期体重无明显变化。

既往史、个人史及家族史： 2005 年 5 月患"腮腺炎"，已治愈。否认药物过敏史。否认外伤及手术史，否认输血史。吸烟史 17 年，约 20 支/天，饮酒史 17 年，约 3～4 天饮酒一次，每次饮啤酒 1 瓶。否认家族肿瘤和遗传病病史。

入院查体： 体温 36.3℃，脉搏 70 次/分，呼吸 18 次/分，血压 120/70 mmHg。一般情况可，神清，皮肤黏膜无苍白或黄染，浅表淋巴结未触及肿大。双肺听诊呼吸音清，未闻及干、湿啰音。心界不大，心率 70 次/分，心律齐，各瓣膜听诊区未闻及杂音。腹平软，无压痛、反跳痛及肌紧张，肝、脾肋下未触及，移动性浊音阴性，肝区及双肾区无叩痛。肠鸣音 4 次/分。双下肢无可凹性水肿。

问题 1：请总结该患者的病例特点，其主要的临床问题是什么？

问题 2：胃溃疡需要与哪些疾病鉴别？

问题 3：如何鉴别胃溃疡与胃黏膜相关淋巴组织淋巴瘤（MAL-Toma）？

问题 4：患者入院前两次胃镜结果有何区别？

问题 5：患者还需要完善哪些检查？请提出下一步的检查及治疗方案。

入院后辅助检查：

化验检查

血常规：WBC 4.66×10^9/L，Hb 128 g/L，PLT 207.5×10^9/L。

尿常规：尿糖阴性，酮体（±）。

便常规：黑灰色便。便隐血（OB）阴性。

生化：转氨酶、胆红素、转肽酶均正常。

ESR：2 mm/h。

CRP：4.8 mg/L。

电解质、血凝分析：正常。

血清蛋白电泳：ALB 57.3%，α_1 蛋白 3.4%，α_2 蛋白 11.7%，β 蛋白 10.8%，γ 蛋白 16.8%。

免疫球蛋白：正常。

抗核抗体、抗胃壁细胞抗体、抗平滑肌抗体、抗线粒体抗体：均为阴性。

胃泌素：92.1 pg/ml。

AFP、CEA、CA125、CA199、CA242：均在正常范围内。

影像检查

胸片：胸部未见活动性病变。

腹部 B 超：肝囊肿。

腹部 CT：胃窦壁不规则增厚，达 1.3 cm，胃黏膜粗大。未见腹腔淋巴结肿大（见图 10-3，图 10-4）。

问题 6：患者行腹部 CT 检查的意义有哪些？

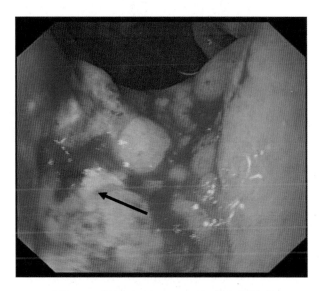

图 10-1　胃镜（2005.12.14）　箭头示溃疡

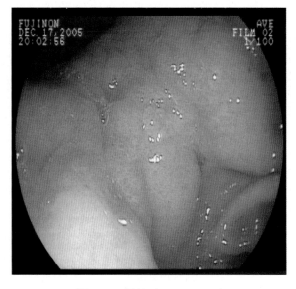

图 10-2　胃镜（2005.12.26）

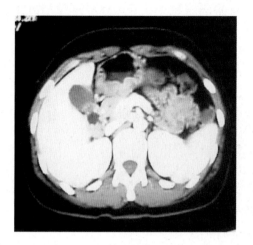
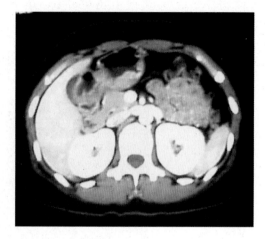

图 10-3   腹部 CT   图 10-4   腹部 CT

内镜及病理检查：

肠镜检查：于直肠近直乙交界部有一直径约 4 mm 似山田 I 型息肉样隆起，表面发白，取净。诊断：直肠息肉（取净）。

肠镜活检：（直肠）黏膜慢性炎，息肉状增生。

胃镜（2006-01-13）：胃角黏膜糜烂粗糙不平，有结节样隆起，以胃窦侧明显，胃角中央有一直径约 3 mm 溃疡，底附黄白苔。胃角前、后壁黏膜粗大、肥厚。诊断：胃角黏膜增殖改变并溃疡形成（淋巴瘤？）。尿素酶试验（一）（见图 10-5，图 10-6）。

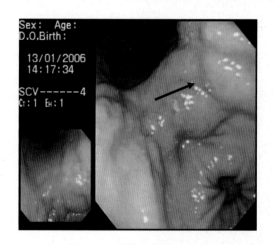
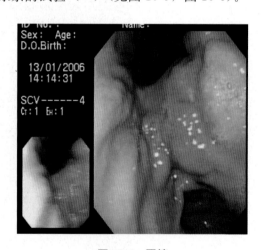

图 10-5   胃镜   箭头示溃疡   图 10-6   胃镜

骨髓形态学检查：未见淋巴瘤细胞。

　　问题 7：你认为目前该患者最可能的诊断是什么？请说明诊断依据。

问题 8：请制订下一步的治疗计划？

入院后治疗：

患者入院后予埃索美拉唑镁肠溶片（耐信）20 mg 1 日 1 次、果胶铋 150 mg 1 日 3 次口服。

入院后患者未发作腹痛，全科查房讨论认为患者胃黏膜相关淋巴组织淋巴瘤可能性较大，建议将三次胃活检标本送北京大学各附属医院病理科进一步明确诊断。

以下为各医院病理会诊结果：

医院 1 病理科诊断结果：非霍奇金淋巴瘤，WHO 分类：弥漫性大 B 细胞淋巴瘤（DLBCL）。注：本例形态上为 DLBCL，2 次活检病变仍较广泛，且细胞增殖活性较高，黏膜肌内可见肿瘤浸润。本例目前不存在 MALToma 的相关改变，进一步标记 BCL-10，并可继续抗 Hp 治疗观察。

医院 2 三次病理切片报告：第一次：不除外 B 细胞淋巴瘤，结合第二次活检，可能也是淋巴瘤。第二次：考虑为胃 B 细胞淋巴瘤，可能是中心细胞样边缘带 B 细胞。第三次：黏膜深层见少量异型细胞，黏膜中浅层未见异型细胞，提示治疗后病变有改善，建议继续按目前方案治疗。

医院 3 病理会诊结果：病变符合黏膜相关性非霍奇金淋巴瘤。

问题 9：此患者诊断胃淋巴瘤的依据是什么？

问题 10：上述病理结果的异同是什么？

超声内镜检查结果（2006-1-20）：于胃角部可见黏膜广泛充血、粗糙不平，呈铺路石样改变，未见活动性溃疡。扫描见胃角处胃壁明显增厚，呈低回声，中心处回声不均匀，最厚处直径超过 1.3 cm，全层增厚，层次完全消失，周边尚见胃壁层次，以黏膜、黏膜下层增厚为主（见图 10-7，图 10-8）。

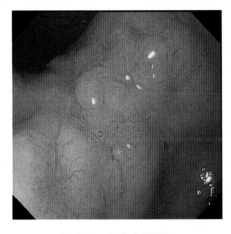

图 10-7　超声内镜所见

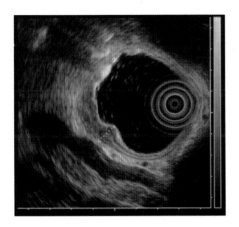

图 10-8　超声内镜所见

本患者病变与 Hp 相关较明确，行抗 Hp 治疗效果较好，住院期间患者病情较为平稳，继续目前治疗，并严密随访。患者于 2006 年 1 月 23 日出院，出院诊断为胃淋巴瘤可能性大，嘱患者 1 个月后复查超声内镜，根据复查结果进一步决定治疗方案。

2006 年 3 月 9 日患者复查超声内镜：扫描胃角处胃壁增厚，呈低回声，内回声欠均，局部侵及胃壁全层，最厚达 1.7 cm，范围占胃周 2/5（见图 10-9，图 10-10）。

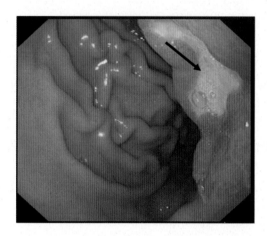

图 10-9   超声内镜   箭头示溃疡

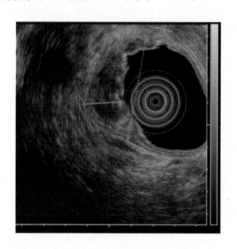

图 10-10   超声内镜

📧 **问题 11：超声内镜检查结果给了我们什么启示？**

第二次住院（2006 年 3 月 20 日）

患者于 2006 年 3 月 20 日再次入院。上消化道钡餐结果：①食管上段憩室；②胃小弯溃疡性改变，恶性可能性大。

综合考虑患者临床表现、超声内镜及病理结果，认为患者胃淋巴瘤诊断较明确。于 2006 年 3 月 27 日行胃大部切除术＋胃十二指肠吻合术（毕Ⅰ式吻合术）。术中见肿瘤位于胃窦小弯侧后壁，直径约 5 cm，质硬，肿瘤与周围无明显癌性粘连。胃体周围可见多枚肿大淋巴结（见图 10-11）。病理结果：胃窦溃疡型结外非霍奇金淋巴瘤，B 细胞源性（WHO2001，结外边缘区 B 细胞淋巴瘤，黏膜相关淋巴组织淋巴瘤，伴有大细胞转化），累及全层，上下切缘未见肿瘤细胞侵犯，胃周围淋巴结未见肿瘤累及，（分送）淋巴结未见肿瘤累及。免疫组化染色：CD20＋，CD79a＋，Ki-67 30％＋。术后第 16 天行骨髓穿刺检查，结果回报：骨髓增生活跃，未见明显淋巴瘤细胞。请血液科会诊建议暂不化疗。患者于 2006 年 4 月 18 日出院。

📧 **问题 12：再次回顾该患者的临床特点。**

📧 **问题 13：总结该患者的诊断和鉴别诊断。**

问题 14：对胃淋巴瘤，如何把握手术时机？如何制订治疗方案？

问题 15：从该患者的诊断、治疗过程中学到了什么？

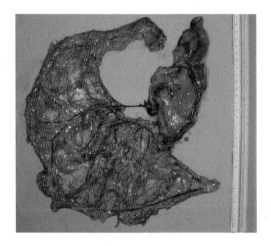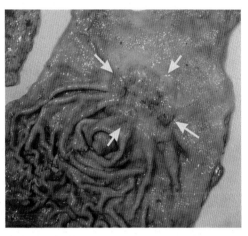

图 10-11　手术大体标本所见

病例小结

中年女性，临床表现为间断中上腹疼痛。查体未见明显异常。多次胃镜提示胃角溃疡，淋巴瘤可能性大。超声内镜及腹部 CT 提示胃角处胃壁全层增厚。病理结果胃淋巴瘤诊断较明确。首次胃镜提示 Hp（＋）后给予规范根治 Hp 治疗，疗效不满意。最终行胃大部切除＋胃十二指肠吻合术。

该患者在临床诊治过程中应吸取如下经验教训：①胃淋巴瘤诊断较困难，需多次做病理以确定诊断。胃是淋巴瘤结外侵犯的最常见的器官，内镜下常分为弥漫浸润型、结节隆起型及溃疡型。溃疡型又是淋巴瘤最常见的内镜下表现。淋巴瘤的溃疡有时与良性溃疡及胃癌难以鉴别，需进行活检病理检查才能确诊，一般来说，胃淋巴瘤的溃疡常多发，在隆起增厚的黏膜上形成溃疡；溃疡常不规则，基底不平，常有污秽苔，时有黑色血痂覆着。有研究发现，窄边的宽基底的平皿状溃疡是淋巴瘤溃疡的典型内镜征象。溃疡周围的皱襞常粗大增厚、僵硬、蠕动差，常规 PPI 治疗不易好转。腹部 CT 常提示病变周围有淋巴结肿大。②规范的根除 Hp 治疗对胃黏膜相关淋巴组织淋巴瘤有较好的疗效，需要定期随访。③手术治疗也是治疗胃淋巴瘤的重要手段，根据患者个体病情不同可以选择手术、化疗、放疗或将上述方法相结合进行治疗。

胃淋巴瘤

一、概述

胃肠道淋巴瘤约占胃肠道恶性肿瘤的 $1\%\sim4\%$，可分为原发性和继发性两大类，前者原发于胃肠道的淋巴组织，后者则继发于全身的恶性淋巴瘤。淋巴瘤按组织学可分为霍奇金病和非霍奇金淋巴瘤两类。文献报道胃肠道霍奇金病甚为少见。非霍奇金淋巴瘤在病理上可分为 B 细胞及 T 细胞淋巴瘤两大类。胃肠道是结外淋巴瘤的最好发部位，其中以胃最多见，胃黏膜相关淋巴组织淋巴瘤（mucosa-associated lymphoid tissue lymphoma，MALT 淋巴瘤或称 MALToma）是原发性胃淋巴瘤的主要类型，本文重点介绍胃MALT 淋巴瘤。

1983 年，英国学者 Lsaacson 等首次提出黏膜相关淋巴组织淋巴瘤的概念，即胃肠黏膜淋巴组织低度恶性的 B 细胞淋巴瘤。2000 年 WHO 淋巴组织肿瘤分类中将来源于胃肠道及其他黏膜组织的惰性 B 细胞淋巴瘤定义为 MALT 型结外边缘区 B 细胞淋巴瘤。除胃肠道外，MALT 淋巴瘤还可见于甲状腺、涎腺、泪腺、乳腺、皮肤、眼结膜及胸腺等具有黏膜和上皮组织的器官，甚至没有上皮结构的眼眶、硬脑膜等处亦有报道。

二、病理组织学

（一）MALT 淋巴瘤的共同特征

MALT 淋巴瘤原发部位在除脾和骨髓以外的其他淋巴结外器官和组织，以胃肠道最多发，其瘤细胞是淋巴滤泡套区外边缘部分单核样 B 细胞克隆性增生。随着病情进展，MALT 淋巴瘤可转化为高度恶性的弥漫性大 B 细胞淋巴瘤。缺乏淋巴组织的器官可因炎症、自身免疫而形成获得性淋巴组织，然后在此基础上产生 MALT 淋巴瘤（如甲状腺、皮肤、乳腺等部位）。

MALT 淋巴瘤生长缓慢，长期局限，仅后期才发生扩散，胃 MALT 淋巴瘤最常见部位是胃窦部，常为多灶性。MALT 淋巴瘤有以下病理组织学特点：淋巴瘤细胞主要为中心细胞样淋巴细胞（central cytoid lymphocyte cell，CCLC），类似淋巴滤泡中心细胞，起自滤泡边缘带，细胞为小至中等大小，比较均匀一致，核形状不规则或有切迹。瘤细胞浸润至腺体上皮组织中，破坏腺上皮，形成特征性的淋巴上皮病变（lymphoepithelial lesions，LEL），这一点亦是胃 MALT 淋巴瘤最常见的病理改变。MALT 淋巴瘤有亲上皮现象，此类淋巴细胞进入血液循环后，极少在外周停留，可由一处黏膜到达另一处黏膜而不进入外周淋巴组织，称为返家特征或归巢现象。

（二）免疫组化及细胞遗传学

MALT 淋巴瘤具有边缘区 B 细胞和中心样细胞的共同特征：CD19＋、CD20＋、CD21＋、CD79a＋、CD43＋/－、CD5－、CD10－、CD23－、IgM＋、IgA 和 IgG＋/－、

IgD－，Cyclin D1－，如伴残余反应性滤泡则有 CD21、Ki-67、Bcl-2、Bcl-6 表达，如 CD10＋提示胃淋巴瘤由其他结外淋巴瘤播散而来。

随着分子生物学的发展，各种淋巴瘤的遗传学特征逐渐被揭示。与 MALT 淋巴瘤相关的最常见的染色体结构异常是染色体易位 t（11；18）、q（21；22）。其他亦可见 3-三体型，7-三体型、12-三体型等。正常 B 淋巴细胞免疫球蛋白重链 IgH 基因重排为多克隆性，而恶性 B 细胞肿瘤表现为单克隆性。免疫球蛋白的基因重排是 B 淋巴细胞分化过程中 DNA 发生的特异性表现，每一个分化的 B 细胞及其后代（克隆）具有其特异的 IgH 基因重排构型，只产生对同一抗原决定簇的 IgH 分子。当某一 B 淋巴细胞克隆增生量相当大时，这些相同的 IgH 基因重排构型便表现为单克隆性，可用 PCR 技术检出。用 PCR 技术分析 IgH 基因重排来判断 B 淋巴细胞单克隆增殖及增殖细胞的分化程度可提高淋巴瘤诊断的准确性。

三、发病机制

胃 MALT 淋巴瘤的发生与幽门螺杆菌（Helicobacter pylori，Hp）有关。大量证据表明 Hp 与 MALT 淋巴瘤存在明显的相关性：①流行病学证据表明，胃 MALT 淋巴瘤病人 Hp 感染率远远高于普通人群的感染率，Hp 感染高流行区的胃原发性淋巴瘤的发生率亦明显增高；②体外试验证明，Hp 菌株特异性细胞可通过 CD40 配体与淋巴瘤的瘤细胞 CD40 结合而提供接触依赖性作用，刺激 MALT 淋巴瘤细胞生长；③单纯使用抗生素进行 Hp 的根除，可使部分淋巴瘤完全消退，表明了 Hp 与淋巴瘤的因果关系。普通人群中 Hp 的感染率较高，但 Hp 感染患者中发生胃淋巴瘤的仅有极少数，且有极少数胃 MALT 淋巴瘤患者并无 Hp 感染，所以其他因素如环境因素、饮食因素、遗传因素或免疫因素等可能也参与致病过程。

四、临床表现

在西方国家，胃 MALT 淋巴瘤多见于中老年人，男性多于女性，国内发病年龄偏低。其起病隐匿，无特异性临床表现，常见症状为上腹痛、消化不良、食欲减退等。此外，体重减轻、呕吐、贫血也较常见。上腹痛可见于 80％以上的病人，可仅有上腹部轻度不适、烧灼痛或钝痛，多数为类似溃疡病的症状，无法与溃疡病、胃癌区分。

五、诊断方法

（一）常规检查：全身淋巴结、肝、脾、纵隔、血及骨髓检查，包括血常规、胸片、骨髓穿刺等检查，以除外继发性淋巴瘤。

（二）X 线钡餐检查：可见胃皱襞增大，多发性息肉样肿块或溃疡，弥漫性浸润隆起，一般难以与胃癌鉴别。

（三）内镜检查：胃镜检查为早期诊断胃淋巴瘤的重要手段。内镜下胃 MALT 淋巴瘤主要表现为弥漫型、溃疡型、结节型。早期内镜表现以溃疡型较多见，病变直径多＜5 cm；而晚期以弥漫浸润型及巨大肿块多见。内镜下如果病变范围广泛，累及多个部位，表现为大的溃疡、巨大的腔内肿物、广泛的结节，形成鹅卵石样外观或弥漫分布的颗粒样改变，病变多发或多灶性损害时应考虑该病。胃 MALT 淋巴瘤具有独特的病理形态，组织学诊断为确诊本病的关键，常规活检组织小、浅，因此活检确诊率低。免疫组化可区分早期低度恶性 B 细胞淋巴瘤和反应性淋巴组织增殖、高度恶性淋巴瘤和腺癌。胃镜多处活检及深活检技术可提高诊断准确率。

（四）超声内镜（endoscopic ultrasonography，EUS）：可比较准确地判断原发性胃淋巴瘤的浸润深度，还可了解胃周淋巴结的转移情况，并且胃淋巴瘤特殊的超声透壁回声形态有助于同其他胃肿瘤相鉴别。因此，EUS 在评估病变浸润深度及横向扩散范围方面优于胃镜，是随访治疗结果的最佳手段之一。早期胃淋巴瘤胃壁呈低回声增厚，病变一般局限在黏膜层和黏膜下层，而进展期表现为胃壁弥漫性增厚，可见典型的低回声肿块浸润至浆膜层。

（五）CT 检查：可显示胃壁增厚，常超过胃周径的 50% 以上，常累及一个以上区域。

六、诊断及鉴别诊断

胃淋巴瘤的确诊依靠病理活检，胃原发性淋巴瘤的诊断一定要排除继发性所致。除符合前面所述病理组织学表现外，Dawson 等提出诊断原发性胃淋巴瘤的五条标准：①无浅表淋巴结肿大；②白细胞总数及分类均正常；③X 线胸片中未见纵隔有肿大的淋巴结；④手术中除胃及周围区域淋巴结累及外，无其他肉眼可见的侵犯；⑤肝脾正常。原发性胃淋巴瘤由于比较少见，临床表现缺乏特异性，诊断常较困难。

胃 MALT 淋巴瘤很难分级，病理学家之间的意见有分歧。胃淋巴瘤分期常用 Ann Arbor 方案（表 10-1）。

表 10-1　Ann Arbor 分期

Ann Arbor 分期	病变范围
I$_E$	肿瘤限于胃，无淋巴结受累
II$_{1E}$	病变累及胃和邻近淋巴引流区域的淋巴结
II$_{2E}$	病变累及胃和非淋巴引流区域的膈下淋巴结
III$_E$	膈肌两侧（上、下）淋巴结均受累
IV	广泛播散

注：E：Extranodal（淋巴结外的）

七、治疗

胃淋巴瘤的治疗在原则上根据分期而定，主张有计划的手术、放疗和化疗等综合治疗。以往作为一线治疗的手术治疗，目前很多专家认为只适用于广泛出血或穿孔的病人。MALT 淋巴瘤多为低度恶性 B 细胞来源的，预后相对较好。由于 Hp 感染在胃 MALT 淋巴瘤的发病过程中有重要作用，因此在疾病早期进行规范的根除 Hp 治疗对胃 MALT 淋巴瘤有较好的疗效，对晚期或高度恶性胃 MALT 淋巴瘤，除手术或化疗外，也应把根除 Hp 作为重要的辅助治疗。胃淋巴瘤治愈后要对患者进行追踪观察，随访 Hp 是否再感染或复燃，以防止淋巴瘤复发。

参考文献

［1］Isaacson PG，Wright DH. Malignant lymphoma of mucosa-associated lymphoid tissue. A distinctive type of B-cell lymphoma. Cancer，1983，52（8）：1410-1416.

［2］Harris NL，Jaffe ES，Diebold J，et al. World Health Organization classification of hematological malignancies report of the clinical advisory committee meeting. Mod Pathol，2000，139（20）：193-207.

［3］Banks PM，Isaacson PG. MALT lymphomas in 1997. Am J Clin Pathol，1999，111（Suppl1）：S75-S86.

［4］Isaacson PG，wotherspoon AC，Diss T，et al. Follicular colonization in B-cell lymphoma of mucosa-associated lymphoid tissue. Am J Surg Pathol，1991，15：819-828.

［5］Chan JK，Ng CS，Isaacson PG. Relationship between high-grade lymphoma and low-grade B-cell mucosa associated lymphoid tissue lymphoma of the stomach. Am J Pathol，1990，342（11）：1153-1164.

［6］陈其奎等. 消化疾病诊断学. 北京：人民卫生出版社，2006：538-539.

病例 11——发热、腹痛、腹泻

病例摘要

患者，男性，76 岁，主因"低热、呕吐 20 余天，左下腹痛伴腹泻半个月"于 2008 年 8 月 4 日收入院。

现病史：患者 20 余天前无明显诱因出现低热，体温最高 37.5℃，伴有咳嗽、咳痰，伴有食欲减退，就诊于天津某医院，行胸片、胸部 CT 检查，提示"支气管炎"，予莫西沙星氯化钠液（拜复乐）静脉点滴抗感染治疗。17 天前患者上述症状好转，停用抗生素，并出院。16 天前患者自述进食后出现阵发性左下腹绞痛，无放射，可忍受，多于排便时发作，排便后腹痛可缓解，与体位无明显关系，患者腹泻，4～6 次/天，为不成形软便，便量少，便中带黏液，无便血、黑便，无黏液脓血便，就诊于当地社区医院，予"痢特灵"口服及喹诺酮类药物静脉点滴，症状无缓解。12 天前患者再次就诊天津某医院，查便常规提示便隐血（＋＋），WBC 0～2 个/HP，RBC 35 个/HP，考虑"细菌性痢疾不除外"。予头孢哌酮舒巴坦钠（舒普深）抗感染治疗，患者腹痛、排便次数增多症状有所减轻，自述复查便常规正常。5 天前停用头孢哌酮舒巴坦钠（舒普深）后，患者腹痛、排便次数增加且症状较前加重，腹痛范围扩大至左上腹，伴有里急后重，排便 10～15 次/天，为黄绿色不成形软便或黏液便，后继续加用头孢哌酮舒巴坦钠（舒普深）抗感染，症状缓解不明显，排便次数稍减少，8 次/天，糊状便。1 天前患者就诊我院急诊，行便常规未见 WBC 及 RBC，血常规示 WBC、NE 不高，电解质提示低钾，予补液治疗。为进一步诊治收入院。患者发病前无不洁饮食史，自发病以来，无眼干，偶有口腔溃疡，无关节疼痛，无皮疹。尿量正常，大便如前述，精神可，食欲欠佳，睡眠尚可，体重无明显变化。

既往史、个人史及家族史：否认肝炎、结核等传染病史，否认高血压、冠心病、糖尿病、慢性肾病病史。无食物、药物过敏史。无烟酒嗜好。否认家族肿瘤和遗传病病史。

入院查体：体温 36.8℃，脉搏 82 次/分，呼吸 18 次/分，血压 115/75 mmHg。神清，营养欠佳，体型消瘦，浅表淋巴结未触及肿大，无肝掌、蜘蛛痣。睑结膜无苍白。双肺听诊呼吸音清，未闻及干、湿啰音。心率 82 次/分，心律齐，各个瓣膜听诊区未闻及杂音。腹部平坦，腹壁未见胃肠型及蠕动波。腹软，左下腹及脐周处有压痛，无反跳痛及肌紧张，余处无压痛、反跳痛及肌紧张，未触及包块，肝、脾肋下未触及，Murphy 征阴性，移动性浊音阴性，肠鸣音 2～3 次/分，无高调肠鸣音，无气过水声。未闻及血管杂音。

辅助检查：

血常规（2008-08-04）：WBC 9.33×10^9/L，Hb 134 g/L，PLT 217×10^9/L，NE% 72.6↑。

便常规×3次（2008-08-04 至 2008-08-06）：白细胞、红细胞阴性，潜血阴性。

急诊八项（2008-08-08）：均正常

尿常规（2008-08-09）：未见异常。

DIC 全项（2008-08-05）：PT 12.8 s，APTT 35.5 s，FIB 491 mg/dl↑，FDP＜5 μg/ml，D-dimer 137 ng/ml。

生化 20（2008-08-05）：ALT 12 U/L，AST 17 U/L，总蛋白 60.4 g/L↓，ALB 37.1 g/L，Cr 65 μmol/L，余未见异常。

ESR（2008-08-05）：12 mm/h。

CRP（2008-08-18）：1.77 mg/L。

免疫球蛋白（2008-08-05）：IgA 1.69 g/L，IgG 9.81 g/L，IgM 0.572 g/L↓。

抗体过筛（2008-08-07）：抗平滑肌抗体、抗胃壁细胞抗体、抗核抗体、抗线粒体抗体阴性。

便找结核杆菌（2008-08-05）：阴性。

便细菌培养（2008-08-06）：阴性。

便涂片（2008-08-07）：未找到真菌孢子。

心电图（2008-08-04）：正常心电图。

立位腹平片（2008-08-05）：小肠内可见较多气体，肠管无扩张，无明显液气平。

胸部正侧位（2008-08-05）：左侧肋膈角浅钝，应鉴别少量胸腔积液或胸膜肥厚。

腹部 B 超（2008-08-06）：肝左外叶实性占位（血管瘤），全腹肠管扩张，肠间隙少量积液。

腹部 CT（2008-08-07）：肝多发血管瘤，左肾小囊肿，前列腺增生，部分肠管积气。

肠镜（2008-08-06）：肛查阴性。回肠末段黏膜光滑，回盲瓣表面充血呈唇型，盲肠黏膜散在小片状充血，阑尾开口未见异常。结直肠黏膜散在小片状黏膜糜烂，表面斑块样黄色苔膜，以进镜 40 cm 以下为著，黏膜水肿，弥漫充血，颗粒状粗糙不平。进镜 40 cm 以上病变较轻，多为直径 0.2～0.5 cm 小片状黏膜糜烂，病变间可见正常黏膜。结论：结直肠黏膜急性病变，伪膜性肠炎可能性大（见图 11-1）。

肠镜病理：（分别退镜 30 cm、10 cm）黏膜慢性炎，其中退镜 10 cm 处可见淋巴组织增生。

问题 1：总结该患者的病例特点，并提出导致腹泻的可能原因并说明依据？

问题 2：腹泻的机制分类有哪几种，考虑本例属于哪种腹泻，下一步该进行何种主要检查？

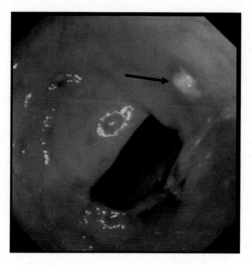

图 11-1   肠镜   箭头示黏膜糜烂

问题 3：请总结本例患者的肠镜特点？与其他疾病肠镜表现有何不同？

问题 4：本病例的特点哪些符合伪膜性肠炎的表现？哪些不符合伪膜性肠炎表现？抗生素相关性腹泻时多考虑什么病原体感染？

问题 5：该病例还需要和哪些疾病鉴别？提出下一步的检查方案。

问题 6：该患者最可能的诊断是什么？该病与感染性腹泻有哪些不同？

问题 7：肠镜下伪膜性肠炎的典型特点是什么？病理特点是什么？

问题 8：对于腹泻患者，病因不明时应首先进行哪些检查及治疗？

问题 9：抗生素相关性腹泻的治疗方案是什么？

入院后予患者静脉补液治疗；口服双歧杆菌三联活菌胶囊（培菲康）、枯草杆菌二联活菌肠溶胶囊（美常安），替硝唑 500 mg 1 日 3 次 口服，去甲万古霉素（粉针）400 mg 1 日 3 次口服。

2008 年 8 月 12 日复查便培养、便涂片均未找到真菌孢子，ESR 5 mm/h，CRP 1.77 mg/L。

📋 **问题 10：根据该患者的病史特点，总结在临床上，抗生素相关性腹泻的临床特点有哪些?**

📋 **问题 11：根据你的临床经验及文献资料，你认为哪些抗生素比较容易继发抗生素相关性腹泻?**

📋 **问题 12：如何预防抗生素相关性腹泻?**

结局：

2008 年 12 月 19 日患者腹痛、腹泻症状好转出院。

病例小结

　　腹泻是消化内科的常见症状，一般分为：①渗出性腹泻，常因消化道黏膜存在炎症或溃疡，破坏了黏膜层的完整性，导致血管中的血浆蛋白、坏死脱落的黏膜、水、电解质等渗出物进入肠腔，如溃疡性结肠炎。②渗透性腹泻，因肠腔内有大量的不易吸收的高渗物质存在而导致的腹泻，常见的是服用高渗性药物导泻。③分泌性腹泻，因肠黏膜上皮的离子转运能力异常，导致肠黏膜吸收能力下降和（或）分泌物增多，如霍乱导致的腹泻。④动力性腹泻，由于肠管的蠕动增强所致，常见甲状腺功能亢进性腹泻和类癌综合征引起的腹泻。

　　本患者为老年男性，亚急性病程，最初表现为低热、咳嗽、咳痰、呕吐，有多种、广谱抗生素使用史，停用抗生素后出现腹痛、排便次数增多。查体：营养欠佳，体型消瘦。左下腹及脐周处压痛。余查体无阳性体征。辅助检查：血常规提示中性粒细胞比值增高，总蛋白稍低，ESR、CRP 炎性指标正常，免疫球蛋白、自身抗体筛查阴性。多次复查便常规阴性。影像学检查提示肠间隙少量积液。肠镜可见伪膜性肠炎的表现——散在斑点状黄白色伪膜。

　　在临床诊治过程中应吸取如下经验教训：①该患者病程中出现的症状较多，病情变化复杂，容易混淆此次发病原因——腹痛、腹泻是因使用广谱抗生素引起，还是与初发病时发热等症状同一病因，均由感染引起。此时，需仔细分析患者病情演变及对治疗反应，同时根据辅助检查及肠镜检查确定诊断。②由于作者所在医院不能进行难辨梭状芽胞杆菌毒素检查，在缺乏病原学诊断的情况下，根据病史、临床表现、肠镜表现，作出伪膜性肠炎的临床诊断，治疗效果再次证实临床诊断的正确性。因此临床工作应随机应变、胆大心细。③在治疗过程中，不应忽视一般治疗，注意纠正水、电解质紊乱，并给予营养支持。

抗生素相关性腹泻

抗生素相关性腹泻（antibiotic-associated diarrhea，AAD）是指由于使用抗生素特别是广谱抗生素，导致肠道菌群失调或非肠道寄生菌的大量增生繁殖而造成的腹泻。Bartlett 将 AAD 定义为：伴随着抗生素的使用而发生的无法用其他原因解释的腹泻。发病率为 5%～25%不等。

一、病因与发病机制

AAD 发病原因被认为是长期使用广谱抗生素引起肠内菌群紊乱。其可能的发病机制如下：①肠道正常非致病菌失调，感染致病菌，致病菌分泌毒素，引起肠黏膜损伤及炎症反应，可引起肠炎性腹泻。②肠道正常菌群失衡，其对糖类的代谢降低，导致糖类吸收不良，肠腔内有机酸、阳离子、糖类聚集，引起渗透性腹泻。③具有去羟基作用的细菌数量减少，使得小肠内未被完全吸收的初级胆酸不能在结肠内进一步去羟基变成次级胆酸，导致分泌性腹泻。④有些抗生素，如氨基糖苷类、多黏菌素、四环素、新霉素、杆菌肽，可直接引起肠道黏膜损伤、肠上皮纤毛萎缩及细胞内酶活性降低，导致吸收障碍性腹泻。⑤部分抗生素是胃动素受体激动剂，可促进肠蠕动，导致运动型腹泻。

常见的致病菌是难辨梭状芽胞杆菌，10%～25%的 AAD 由艰难梭状芽胞杆菌引起（称伪膜性肠炎），其他病原体产气荚膜杆菌、金黄色葡萄球菌、念珠菌、克雷伯杆菌、沙门菌、真菌均有报道。

抗生素相关性腹泻常见的危险因素有以下几种：①广谱抗生素，几乎所有的抗生素均可引起腹泻，但据报道广谱抗生素发生 AAD 的概率是窄谱抗生素的 10～70 倍。以青霉素及其酶抑制剂复合制剂发生率最高，其次为头孢类抗生素及克林霉素。阿莫西林和阿莫西林/克拉维酸最常见，头孢类抗生素则以二代、三代头孢为主，喹诺酮类抗生素则相对少见。一般认为，联合使用抗生素、长疗程使用抗生素时 AAD 的发生率升高。②高龄（>60 岁）。③急性生理与慢性健康评分 II（APACHE II）高。④医疗干预措施多、住院时间长。⑤肿瘤化疗、免疫力低下、卧床。⑥促进肠动力药、抑酸剂的应用。⑦血清 IgG 水平低下。

二、临床表现

在应用抗生素当天至停药后 6 周均有可能发生 AAD，但一般来说，症状出现在使用抗生素后 5～10 天。以稀水便为主要表现，也可出现糊状便、黏液便、脓血便，伴或不伴发热。除腹泻外，可有以下伴发症状：腹痛、腹胀、恶心、呕吐、中毒性巨结肠、肠麻痹等，严重者也可引起中毒性休克。根据临床表现可分为单纯性腹泻型、结肠炎型、出血性结肠炎型、伪膜性结肠炎型、暴发性结肠炎型。并根据病情程度分为轻、中、重型和暴发型。

三、辅助检查

（一）常规实验室检查：轻、中型患者血常规、便常规及生化检查多正常，重症及暴发型可出现白细胞升高［WBC（20～60）×10^9/L］，并可继发水、电解质紊乱，低白蛋白血症。

（二）病原学检查：组织培养细胞毒试验可作为伪膜性肠炎的诊断金标准，但敏感性低；还可以进行便培养、艰难梭状芽胞杆菌 PCR 等，但阳性率低。

（三）内镜检查：伪膜性肠炎在结肠镜上主要病变累及结肠，偶见于小肠。病变肠腔可见凝固性坏死，并覆有大小不一、散在的斑点状黄白色伪膜，从数毫米至 30 毫米。严重者伪膜可融合成片，并可见到伪膜脱落的大、小裸露区。病理可见伪膜由纤维素、中性粒细胞、单核细胞、黏蛋白及坏死细胞碎屑组成。黏膜固有层内有中性粒细胞、浆细胞及淋巴细胞浸润，重者腺体破坏断裂、细胞坏死。黏膜下层因炎性渗出而增厚，伴血管扩张、充血及微血栓形成。坏死一般限于黏膜层，严重病例可向黏膜下层延伸，偶有累及肠壁全层导致肠穿孔的情况发生。但大多数 AAD 内镜下表现无特异性改变，且伪膜性肠炎在伪膜脱落后 10 天，肠镜检查可为阴性。对于重型及暴发型患者，内镜检查宜慎重，易引起医源性肠穿孔。

四、诊断及鉴别诊断

目前尚无确切诊断标准，确诊前需除外病因明确的其他腹泻：①各种类型的感染性腹泻，如细菌性痢疾、食物中毒、肠结核；②肠道肿瘤；③炎症性肠病：溃疡性结肠炎、克罗恩病；④功能性胃肠病：肠易激综合征；⑤其他有明确病因的腹泻。如除外上述疾病，任何患者住院 72 小时后发生腹泻，其粪便为水样或糊状，大便次数≥3次/天，连续 2 天以上，需考虑 AAD 的可能。

五、治疗

对于临床诊断或者高度怀疑抗生素相关性腹泻的患者来说，主要的治疗方案如下：

（一）立即停用当前抗生素，若患者存在感染必须使用抗生素，可以考虑更改适宜抗生素，如氨基糖苷类等致 AAD 风险较低的药物。

（二）针对腹泻的一般及对症治疗，如补液，纠正水、电解质紊乱，纠正休克，必要时给予人免疫球蛋白提高免疫力。

（三）药物治疗：考虑诊断为伪膜性肠炎的患者，可给予甲硝唑 400～500 mg 1 日 3 次口服，或替硝唑 500 mg 1 日 3 次口服或甲硝唑 500 mg 每 6～8 小时一次静脉注射，万古霉素 125～500 mg 1 日 4 次口服，疗程 7～14 天。甲硝唑可口服或静脉给药，万古霉素不推荐静脉给药。有研究表明，在轻、中型患者中小剂量万古霉素（125 mg 1 日 4 次 口服）和大剂量时疗效相似。为防止万古霉素耐药菌株出现，美国感染病学会、美国胃肠病学会和美国医院流行病学会推荐首选甲硝唑。

（四）若便培养提示病原体不是艰难梭状芽胞杆菌，可根据药敏结果治疗。

（五）微生态制剂：包括益生菌、益生元、合生素。理论上，补充微生态制剂，重建肠道微生态系统是治疗 AAD 的理想措施。但是至今循证医学的证据仍未得出肯定的结论。

六、预防

合理使用抗生素，补充益生菌。多项临床研究及荟萃分析提示补充益生菌可减少 AAD 的发生。

参考文献

［1］顾军，李维勤，李大珍. 抗生素相关性肠炎. 肠外与肠内营养，2006，13（001）：42-43.

［2］陈建荣，郭锡明. 抗生素相关性腹泻临床特征及预防控制. 世界华人消化杂志，2006，14（009）：927-929.

［3］梁春杰. 抗生素相关性腹泻临床研究. 中华医院感染学杂志，2004，14（011）：1279-1281.

［4］尹曙明. 老年住院患者抗生素相关性腹泻调查. 老年医学与保健，2004，10（001）：41-45.

［5］周雪艳. 抗生素相关性腹泻的发病机制. 中国微生态学杂志，2004，16（006）：376-377.

［6］朱燕凤. 抗生素相关性腹泻. 国外医学儿科学分册，2002，29（001）：46-48.

病例 12——腹胀

病例摘要

患者，男性，54 岁，主因"腹胀半年"于 2006 年 8 月 2 日收入院。

现病史：患者半年前无明显诱因开始出现腹胀，为中上腹胀，进食后加重，排便后无明显缓解，无腹痛，无恶心、呕吐，无反酸、烧心，无发热，大便如前，每 4～5 天排便 1 次，为成形软便，无黏液脓血。于当地医院行胃镜检查，自诉检查结果为胃底出血点，贲门水肿。自服中药（具体药物不详）1 个月余后，上腹胀症状消失，出现下腹胀，进食后加重，排便后腹胀无明显缓解，并出现腹泻（糊状便，1～3 次/天）与便秘（1 次/7～8 天）交替，无腹痛，无恶心、呕吐，无反酸、烧心，无发热，未诊治。1 个月前患者上述症状无好转，遂就诊于当地医院完善腹部 CT 及腹部 B 超检查后（具体结果不详）诊断为"肝硬化、腹水"，给予静脉输注氨基酸、维生素 C 及白蛋白等治疗（具体药物及剂量不详）后腹胀无明显好转。为进一步诊治收入院。近期体重下降约 10 kg。

既往史、个人史及家族史：右眼外伤 9 年，行手术治疗，目前继发青光眼、白内障，视物模糊。否认病毒性肝炎病史及接触史。否认输血史。否认过敏史。吸烟 30 余年，20 支/天，饮酒 30 余年，每天饮白酒（50 余度）半斤。否认家族肿瘤和遗传病病史。

入院查体：体温 36.5℃，脉搏 70 次/分，呼吸 16 次/分，血压 100/60 mmHg。巩膜无黄染，全身浅表淋巴结未触及肿大，未见肝掌及蜘蛛痣。双肺听诊呼吸音清，心率 70 次/分，心律齐，各瓣膜听诊区未闻及杂音。腹壁未见静脉曲张，腹平软，全腹无明显压痛、反跳痛及肌紧张，肝、脾触诊不满意，移动性浊音阴性，肠鸣音 4 次/分。双下肢无水肿。

辅助检查：

血常规、尿常规、便常规（2006-08-02）：正常。

便找脂肪滴（2006-08-02）：阴性。

电解质（2006-08-02）：正常。

生化 20（2006-08-02）：GGT 80U/L↑，余正常。

血凝分析（2006-08-02）：PT 15 s↑，INR 1.3↑，PTA 65.6%↓，余正常。

ESR、CRP（2006-08-02）：均正常。

HbsAg、抗 HCV、抗 HIV（2006-08-02）：均阴性。

血清蛋白电泳（2006-08-02）：γ球蛋白 16.9%↑，余正常。

抗体过筛（2006-08-02）：阴性。

免疫球蛋白（2006-08-02）：正常。

CEA、CA199、PSA、AFP、CA242（2006-08-02）：均正常。

心电图、胸片（2006-08-02）：均正常。

问题 1：总结该患者的病例特点？你的初步诊断是什么，并说明依据？需要和哪些疾病相鉴别？

问题 2：该患者目前尚需完善哪些检查以进一步明确诊断及查找并发症，并说明理由。

问题 3：γ-谷氨酰转肽酶（GGT）升高见于临床上哪些常见疾病？

问题 4：肝硬化的病因有哪些？临床表现是什么？如何确诊？该患者是否符合肝硬化？

问题 5：临床上如何评价肝功能？

问题 6：肝硬化腹水规范治疗的方法是什么？

入院后其他检查：

Ⅲ型前胶原肽（PⅢP）正常；Ⅳ型前胶原肽（PⅣP）正常；心肝血流比正常，外周静脉压（PVP）17.6 cmH$_2$O。

腹部 B 超：下腔静脉肝后段狭窄，建议血管造影，脾稍大，腹水（少量）（见图12-1，图12-2）。

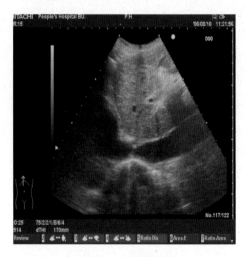

图 12-1　腹部超声

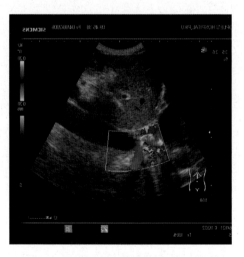

图 12-2　腹部超声

腹部 CT：肝失常态，体积缩小，尾叶增大，肝硬化，脾大，门静脉增宽，门静脉高压，轻度静脉曲张，慢性胆囊炎，腹腔积液（见图 12-3）。

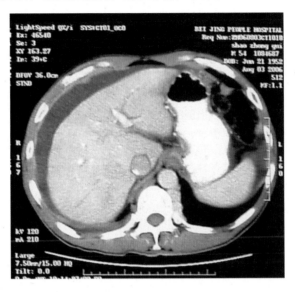

图 12-3　腹部 CT

胃镜：十二指肠炎，胃黏膜流入，慢性浅表性胃炎。

结肠镜：正常。

腹水常规：比重 1.015，pH 值 8，李瓦反应阳性，总细胞 20700/mm³，白细胞 740/mm³，单核 70%，多核 30%；腹水生化：ALB 22.2 g/L，TP 52.2 g/L，ADA 3.5 U/L，LDH 107 U/L，SAAG 19.7；腹水肿瘤标记物：CEA、AFP、CA199 正常，CA125 827.9 U/ml（正常范围 0～35 U/ml），铁蛋白 406.1 ng/ml；腹水培养：阴性；腹水找抗酸杆菌：阴性。

肝穿刺病理：小块肝组织中肝小叶结构紊乱，部分小叶间隔形成，伴小胆管增生及灶状炎性细胞浸润，不除外纤维化改变。

问题 7：该患者腹水为何种性质？是否提示感染？哪些疾病可造成以上腹水改变？

问题 8：该患者门静脉高压诊断是否成立？肝硬化诊断是否成立？

问题 9：造成门静脉高压的原因有哪些？该患者目前诊断是什么？仍需完善哪些检查？

问题 10：如何解释患者 CA125 升高？

入院后患者行血管造影结果：门静脉、肝静脉、下腔静脉血管造影提示下腔静脉于右肝静脉汇入后狭窄，建议行下腔静脉扩张成形术。

血管外科会诊意见：患者狭窄处离右心较近，不能放置支架治疗，建议手术治疗。患者于 2006 年 8 月 16 日转入血管外科手术治疗。手术过程中于肝静脉入下腔静脉处可见一厚膜状物完全阻塞肝静脉回流入下腔静脉（其病理回报为血管壁组织部分变性，可见灶状钙化），术中将该膜状物切除，并用心包修补损伤的下腔静脉。术后患者出现一过性心肌酶升高，考虑为术中损伤右心房所致，患者术后一般情况较好。

问题 11：布加综合征的影像学表现（B 超、CT）都有哪些？诊断该病的金标准是什么？

问题 12：布加综合征与肝硬化如何鉴别？

问题 13：布加综合征的病因有哪些？

问题 14：阐述布加综合征目前治疗现状？

问题 15：除布加综合征外，导致门静脉高压的肝血管疾病还包括什么？分别阐述其病因、临床表现、影像学表现以及治疗方案？

病例小结

老年男性，慢性病程，主要表现为腹胀、排便改变，有长期大量饮酒史。查体肝、脾触诊不满意，移动性浊音阴性。辅助检查：生化示转氨酶、胆红素、白蛋白正常，凝血检查 PTA 下降，腹部 CT 示肝缩小、门静脉增宽、脾大、腹水，极易诊断为酒精性肝硬化。但仔细阅读病例可知患者肝功能大致正常（胆红素、白蛋白正常，仅 PTA 有所下降），而门静脉高压表现明显（脾大、腹水），肝功能异常程度与门静脉高压程度不平行，且肝纤维化指标、肝穿刺病理均不支持肝硬化，尤其是 CT 有"尾叶增大"表现、B 超发现下腔静脉狭窄，更提示患者为非肝硬化导致的门静脉高压。经血管造影、手术探查等明确诊断为布加综合征。

本病例提示我们：肝硬化为导致门静脉高压的最常见原因，但绝非唯一原因。当临床中患者以门静脉高压为突出表现时，不要仅仅想到肝硬化，而应观察患者有无肝大、腰背部静脉曲张等下腔静脉高压症状，肝功能异常与门静脉高压是否平行，必要时及时复查 B 超，进行血管造影、肝穿刺等明确有无布加综合征及肝小静脉闭塞病等肝血管性疾病。布加综合征早期行手术或介入治疗解除血管狭窄后可大大延缓肝功能恶化或进展为肝硬化速度，对患者预后影响很大，故及早明确诊断尤为重要。

布加综合征

一、概述

布加综合征（Budd-Chiari syndrome，BCS）指肝静脉或其开口以上的下腔静脉阻塞性病变引起的以下腔静脉高压、肝后性门静脉高压症为特点的临床综合征。由 Budd 和 Chiari 两位学者首先报道，故而得名。

二、病因

1. 先天性因素：下腔静脉内 Eustachian 瓣的异常发育、下腔静脉异常发育，导致下腔静脉膜性阻塞、节段性狭窄或闭塞。但也有人认为，肝静脉入口处下腔静脉膜性病变是由于血栓机化形成的。

2. 血液高凝与高黏状态：本病与血液高凝、高黏状态有明显关系，其中包括血小板疾病、骨髓疾病、骨髓移植术后、炎症性肠病、口服避孕药等。

3. 毒素：某些感染、炎症性肠病等均与本病有关。一些含有生物碱的灌木茶等可以造成肝静脉内膜损害，引起血栓。

4. 血管腔内肿瘤及瘤栓。

5. 外源性压迫：肝癌、腹膜后肿瘤、脓肿压迫等。

6. 血管壁病变：贝赫切特综合征（白塞病）、全身性血管疾病、血管化疗或放疗性损伤可导致本病。

但大部分患者原因不明，生活及卫生条件较差的人群发病率明显高于普通人群，考虑与感染因素有关。

三、临床表现

男女比例相仿，30～60 岁居多，少部分患者少年发病。大部分病人呈慢性过程，可长达 20 年。少部分急性发病，病程 10～60 天。

大部分患者表现为腹胀、腹水、双下肢水肿，其他表现有肝大、胸腹壁静脉直立串珠样扩张、双下肢色素沉着、腰骶部色素沉着和（或）静脉曲张、肝区不适等，少部分患者无不适，仅为体检时发现。

病程晚期与其他原因所致肝硬化难以鉴别。

腹水为门静脉高压性腹水，肝功能损害轻微，大部分仅表现为胆红素轻度升高，转氨酶、凝血功能正常，急性起病者肝功能损害较重。食管、胃底静脉曲张常见。

四、诊断方法

布加综合征的影像学检测首选 B 超，因其简单、可靠、方便、无创，对于判断病变的准确率可达90％以上，但对于判断肝静脉出口的具体病变不如血管造影。血管造影可清楚显示病变的部位、梗阻的程度、类型、范围，且对治疗有指导意义，但是无论下腔静脉造影或肝静脉造影均存在肝静脉显影率低的问题（部分研究显示肝静脉显影率仅为40％），且存在很多伪像。CT、核磁共振对该病的诊断帮助有限。因此，对于该病的诊断需结合临床、实验室及各种影像检查结果综合判断。

五、鉴别诊断

肝硬化与布加综合征的鉴别见表12-1。

表 12-1　肝硬化与布加综合征的鉴别

	布加综合征	肝硬化
病因	大部分不明	慢性肝炎、饮酒等
肝功能受损	不明显	明显
肝脏大小	左右叶及尾叶均增大	左叶及尾叶增大、右叶缩小
肝表面	光滑	不平
实质回声	可均匀、可不均匀	增粗、结节样
下腔静脉	增粗或外压性狭窄或膜性、节段性梗阻闭塞等，血管浮动性消失	大部分正常
下腔静脉血栓	可合并	一般无
门静脉	可增宽	可增宽
脾大	不明显	明显
肝静脉	增宽	细窄
副肝静脉扩张	有	无
肝静脉之间交通支	有	无

有下列情况时应高度怀疑布加综合征并进行进一步检查：①肝明显肿大，而脾不大或仅轻度肿大；②大量腹水，但肝功能无明显损害，血白蛋白无明显下降；③有门静脉高压的表现，同时有胸腹壁静脉显露、扩张（尤其是直立串珠样扩张），下肢静脉曲张，特别是双侧下肢静脉曲张。有腰骶部色素沉着、静脉扩张。布加综合征导致肝硬化时诊断、鉴别诊断困难。

六、治疗

布加综合征若不经治疗大部分进展为肝硬化，进入肝硬化阶段后治疗效果不佳。治疗手段主要包括介入治疗、外科手术治疗等，目前对于治疗的选择尚无共识。介入治疗包括下腔静脉、肝静脉球囊扩张，球囊扩张加支架置入术。目前认为下腔静脉或肝静脉隔膜型患者和下腔静脉短段闭塞者应首选介入治疗。若介入治疗效果欠佳或存在介入禁忌证则需考虑手术治疗。手术治疗包括根治术、转流术或分流术、肝移植术。根治术主要是指直视下切除隔膜，取出血栓、瘤栓，重新通畅静脉通路，最大的优点是直接恢复下腔静脉原有的解剖结构，不易出现肝性脑病（肝昏迷）等并发症。转流术主要适用于下腔静脉节段性闭塞的病例。门体分流术主要目的是使门静脉系统改变流出道以减轻肝淤血，减轻肝损害，防治肝硬化和门静脉高压症，但由于肝昏迷的发生率较高，现已经较少应用。肝移植术适用于暴发性 BCS、已形成肝硬化的 BCS 和门体分流术失败的 BCS。缺点是手术及术后治疗费用昂贵，且远期疗效还需进一步随访以明确。

参考文献

［1］Wang ZG，Zhang FJ，Yi MQ，et al. Evolution of management for Budd-Chiari syndrome：a team's view from 2564 patients. ANZ J Surg，2005，75（1-2）：55-63.

［2］Lee BB，Villavieencio L，Kim YW，et al. Primary Budd-Chiari syndrome：outcome of endovascular management for suprahepatic venous obstruction. J Vase Surg，2006，43（1）：101-108.

［3］许培钦，党晓卫. 膜性布加综合征 480 例的治疗分析. 中华普通外科杂志，2002，17（11）：654-656.

［4］Koja K，Kusaba A，Kuniyoshi Y，et al. Radical open endvenectomy with autologous pericardial patch graft for correction of Budd-Chiari syndrome. Cardiovasc Surg，1996，4（4）：500-504.

病例 13——腹胀、少尿

病例摘要

患者，男性，49岁，主因"腹胀伴尿量减少1个月"于2004年8月20日入院。

现病史： 1个月前患者无明显诱因出现腹胀，饮食减少，尿量减少，约每天600~800ml。1周后患者腹部明显膨隆，无皮肤、巩膜黄染，无皮肤瘙痒，无腹痛、腹泻，无发热，当地医院腹部B超提示"肝弥漫性病变，大量腹水"。生化提示白蛋白正常范围，T-Bil 44 μmol/L，D-Bil 13.6 μmol/L。后患者于北京某医院继续治疗，但腹部膨隆加重，并伴有皮肤巩膜黄染，于外院行生化检查示：ALT 203 U/L，AST 127 U/L，T-Bil 39.3 μmol/L，D-Bil 19.9 μmol/L，ALB 33 g/L，ALP及GGT正常。HBsAb及HCV抗体阴性，AFP正常。腹部CT提示肝硬化、腹水、脾大。行下腔静脉造影检查未见下腔静脉及肝静脉阻塞，予以患者多次腹腔穿刺放腹水及补充白蛋白，利尿保肝治疗后患者腹部膨隆无明显缓解。为进一步诊治收入院。患者自发病以来，精神可，服用利尿剂后尿量每天1000~1200 ml，大便1次/天。患者自发病以来体重增加6 kg。

既往史、个人史及家族史： 33年前患有肺结核，经静脉点滴青霉素及链霉素治疗2个月后结核灶钙化。"2型糖尿病"病史5年，一直口服中成药物治疗（降糖药物成分：白人参、白术、山萸肉、鹿茸、鬼箭羽、葛根、水蛭、三七参、北黄芪、西洋参、黄连、天花粉、神曲、五味子等），血糖控制理想，已停药2个月。否认家族肿瘤和遗传病病史。

入院查体： 体温36.8℃，脉搏92次/分，呼吸16次/分，血压110/90 mmHg。皮肤巩膜黄染、无出血点，可见肝掌，未见蜘蛛痣。双肺听诊呼吸音清，未闻及干、湿啰音，心率92次/分，心律齐，各瓣膜听诊区未闻及杂音。腹膨隆，张力大，未见脐周和侧腹壁静脉曲张，腹部无压痛，无反跳痛及肌紧张，肝、脾触诊不满意，Murphy征阴性，肝区叩痛阴性，移动性浊音阳性，双肾区无叩痛，肠鸣音4次/分。双下肢无水肿及色素沉着。

辅助检查：

血常规（2004-08-20）：WBC 7.15×10^9/L，RBC 5.83×10^{12}/L↑，Hb 169 g/L，HCT 0.553↑，PLT 85.8×10^9/L↓。

尿常规（2004-08-20）：pH 7.5，胆红素＋，尿胆原＋＋＋。

便常规及潜血（2004-08-20）：正常。

生化 20（2004-08-20）：ALT 65.1 U/L↑，AST 79.2 U/L↑，ALP 177.6 U/L↑，T-Bil 41.6 μmol/L↑，D-Bil 10.1 μmol/L↑，ALB 30.9 g/L↓，余正常。

凝血功能（2004-08-20）：PT 21.3 s↑，APTT 40.7 s↑，PTA 26.8%↓，FIB 223 mg/dl，D-Dimer 930.59 ng/ml↑。

肝炎病毒指标（2004-08-20）：抗-HAV IgM、IgG 阴性，HBsAg 阴性，抗-HCV 阴性，抗-HEV 阴性。

肿瘤标志物（2004-08-20）：AFP、CEA、CA125、CA19-9、CA24-2 均正常。

自身抗体过筛（2004-08-20）：阴性。

CRP（2004-08-20）：20 mg/L↑。

腹部 B 超（2004-08-20）：肝硬化，脾大，大量腹水。肝静脉稍细，血流通畅，脾静脉主干直径 0.9 cm，血流速度 16 cm/s。因肠气影响肠系膜静脉和脾门静脉显示不清（见图 13-1）。

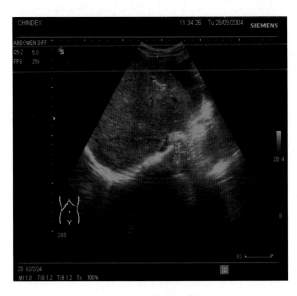

图 13-1　腹部 B 超

腹部 CT（2004-08-20）：肝硬化，肝密度不均匀、减低，增强扫描实质强化延迟，分布不均匀，脾大，静脉曲张；大量腹水，胸腔积液；慢性胆囊炎，胆囊结石（见图 13-2）。

腹部 MR＋增强（2004-08-20）：肝硬化，脾大，大量腹水，大量侧支循环形成；肝脾门、胃底胃周、肠系膜静脉高度扩张；胆囊结石；左肾小囊肿。

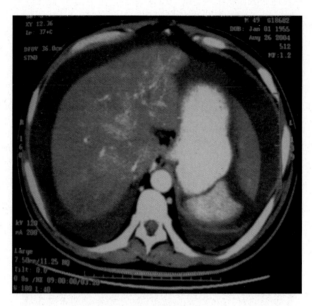

图 13-2 腹部 CT

胃镜（2004-08-20）：轻度食管静脉曲张，慢性活动性全胃炎，十二指肠球炎。

问题 1：总结该患者的病例特点？其主要的临床问题是什么？

问题 2：该患者能否诊断为"肝硬化"？若可以，其诊断依据是什么？若不能诊断肝硬化，请说明理由。

问题 3：肝功能 Child-Pugh 分级标准有哪些？该患者应处于哪一级？

问题 4：分析该患者腹水的可能原因，并说明诊断依据。

问题 5：腹水的一般治疗有哪些？

问题 6：该患者还需要完善哪些检查？

该患者入院后多次行腹腔穿刺抽取腹水并留取化验，多次腹水的化验结果见表 13-1。

表 13-1　腹水常规、生化化验结果

日期	2004.08.23	2004.08.09	2004.09.13
性状	血性	深黄色透明	深黄色透明
比重	1.020	1.020	1.020
pH 值	8.0	8.0	8.0
李瓦反应	＋	＋	＋
总细胞（个/mm³）	8500	1200	20 040
白细胞（个/mm³）	4	110	40
总蛋白（g/L）	24.8	17.5	20.8
糖（mmol/L）	16.8	9.6	7.9
白蛋白（g/L）	16.1	10.9	9.7
SAAG	14.8	18.4	25.8
LDH（U/L）	125	84	89
ADA（U/L）	3.3	9.6	6.8

多次腹水病理化验检查结果提示抗酸杆菌阴性，病理示多量间皮细胞、淋巴细胞及中性粒细胞。

问题 7：根据化验结果，该患者的腹水是漏出液还是渗出液？

问题 8：血清腹水白蛋白梯度（SAAG）的概念是什么，有何临床意义？

问题 9：请分析患者腹水治疗效果不满意的可能原因。

该患者于 2004 年 9 月 1 日行下腔静脉及肝静脉造影，结果未见异常。

超声心动图（2004-09-06）：心内结构未见异常，左室舒张功能减退，射血分数 64%。

问题 10：再次分析患者的可能病因并说明依据，为明确诊断下一步应进行何种检查？

为进一步明确诊断，患者于 2004 年 9 月 16 日行 B 超引导下肝穿刺活检术，术后病理回报：肝窦广泛淤血，中央静脉扩张，内皮细胞脱失，可见多灶状出血，肝细胞变性不明显（见图 13-3）。

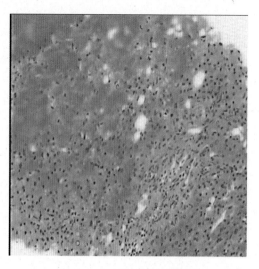

图 13-3 肝穿刺活检病理图

📃 **问题 11：肝穿刺活检的适应证有哪些？**

📃 **问题 12：至此，请分析该患者的最终诊断及诊断依据。**

患者经过保肝、补充血浆白蛋白、引流腹水和利尿等治疗后腹水增长趋势明显减慢，肝功能逐渐好转，后患者自动出院。出院后对患者的随访显示出院后患者的腹水增长速度较入院时缓慢，目前暂时未行其他治疗。

📃 **问题 13：如何鉴别肝硬化、布加综合征、肝小静脉闭塞病？**

📃 **问题 14：肝小静脉闭塞病（VOD）的英文全称是什么？常见病因是什么？**

📃 **问题 15：VOD 临床诊断常见的三联征是什么？**

📃 **问题 16：回顾患者诊疗过程，请为该患者制订最佳的诊疗方案。**

病例小结

患者中年男性，急性病程，主要表现为腹水所致的腹胀症状，利尿效果不佳。既往"2 型糖尿病"病史 5 年，一直口服中成药物治疗，血糖控制理想，已停药 2 个月。入院查体：皮肤巩膜黄染，可见肝掌、腹部膨隆，未见脐周和侧腹壁静脉曲张，移动性浊音阳性，双下肢无水肿及色素沉着。实验室检查血常规提示血小板轻度下降，生化检查提示转氨酶及胆红素轻度升高以及白蛋白轻度下降。凝血功能检查提示 PT、

APTT 延长和 PTA 的下降（26.8%）。病毒学及免疫学指标均阴性。入院后多次腹水检查提示门脉高压性腹水，ADA 阴性，未见抗酸杆菌及肿瘤细胞。腹部 B 超提示肝硬化，脾大，大量腹水，肝静脉稍细。腹部 CT 提示肝硬化，肝密度不均匀、减低，增强扫描实质强化延迟，分布不均匀，脾大，静脉曲张；大量腹水。胃镜提示轻度静脉曲张。下腔静脉及肝静脉造影未见异常。肝穿刺病理结果提示主要病变部位在肝血窦及肝小静脉。肝小静脉腔内由于内皮细胞脱失或血栓造成阻塞。至此，考虑患者肝小静脉闭塞病的诊断，经保肝、补充血浆白蛋白、放腹水和利尿等治疗后腹水增长趋势明显减慢，肝功能逐渐好转。

　　该患者在临床诊治过程中应吸取如下经验、教训：①此患者腹水与肝功能受损程度不平衡，并缺少肝硬化的病因，故不应单单满足肝硬化的诊断，尤其在腹水治疗效果不满意时。②VOD 临床诊断具有一定的困难，因为本身发病少见，个案病例均有其自身特征，诊断过程中易发生误诊。本患者由于服用中药时间较长，就诊时虽然以腹水为首发症状，但肝功能受损并在影像学检查中呈肝硬化表现，并且无肝大、肝区疼痛等 VOD 特征性表现，对诊断思路造成一定影响。③患者病变位置位于肝小静脉，所以该类患者有一些共同临床表现：A. 腹水生长速度快，但可不伴下肢水肿或下肢水肿不明显，无腹壁静脉曲张。B. 肝功能损害相对较轻。C. 腹水性质为漏出性，可为血性。D. CT 检查肝密度呈不均匀减低，增强扫描实质强化延迟，分布不均匀，肝静脉显示不佳。掌握以上特点对以后诊断此类疾病有较大帮助。

　　本病患者以腹水待查来就诊，所以腹水的诊断流程对于确定病因非常重要。既往根据腹水的蛋白、LDH、黏蛋白定性试验（Rivalta 试验）等指标将腹水分为渗出液和漏出液，血清腹水白蛋白梯度（serum-ascites albumin gradient SAAG）通过腹水和血浆中白蛋白的差值反映门脉高压的情况，SAAG≥11 g/L 为门脉高压性腹水，SAAG<11 g/L 则为非门脉高压性腹水。将两种分类方法结合使用对于临床腹水的鉴别诊断大有帮助。

　　由于 VOD 临床上会出现腹水、门脉高压、肝功能损害等表现，所以需要与肝硬化、布加综合征来进行鉴别，详见表 13-2。

表 13-2　VOD、布加综合征和肝实质病变导致肝硬化的鉴别诊断要点

	病因	体征	影像学检查	病理活检
VOD	骨髓移植术、放化疗、野百合碱中毒等	无下腔静脉阻塞表现 肝体积增大	肝体积增大 尾状叶不大 无门脉高压征象 肝静脉、下腔静脉至右房通畅 肝 CT 平扫和增强可见"地图状"、斑片状密度改变	病变累及中央静脉和小叶下静脉，为水肿性狭窄或纤维性狭窄，无肝静脉血栓形成
布加综合征	高凝状态、腹部肿瘤、创伤等	部分患者有下腔静脉阻塞表现 可见侧腹壁静脉曲张 肝体积增大	肝体积增大 尾状叶增大，内部回声低弱 门脉高压征象 肝静脉、下腔静脉或右房内有阻塞，肝内血管呈蜘蛛网状	肝静脉内可有血栓形成，多在主肝静脉出口部位

	病因	体征	影像学检查	病理活检
肝硬化	慢性肝病或者肝损害史	无下腔静脉阻塞表现，体表静脉曲张与 BCS 的形态及血流方向不同 肝体积萎缩	肝缩小 尾状叶增大，回声致密 门脉高压征象 肝静脉、下腔静脉至右房通畅	肝内假小叶形成

肝小静脉闭塞病

肝小静脉闭塞病（hepatic veno-occlusive disease，VOD/HVOD）是一种在组织学上以肝小静脉非血栓性闭塞为特征，临床表现类似布加综合征（Budd-Chiari syndrome，BCS）的少见疾病。它是造血干细胞移植（Hematopoietic stem-cell transplantation，SCT/HSCT）的常见并发症之一，服用含吡咯烷生物碱（pyrrolizidine alkaloids）的中草药是另一个致病重要因素，发病机制尚不甚清楚。

一、病因与发病机制

（一）造血干细胞移植

VOD是造血干细胞移植术的常见并发症之一，临床报道其发病率为5%～70%，多于SCT后1个月内起病。移植前应用大剂量细胞毒性药物及放疗进行预处理是导致VOD的直接原因。现已证实环磷酰胺、白消安、达卡巴嗪（氮烯咪胺）等与VOD的发生有着密切的关联。异基因移植发生VOD的概率要明显高于自体移植；外周血干细胞移植发生VOD的概率要低于骨髓移植；儿童行SCT较成人发生VOD的概率高；二次SCT移植时VOD发病率可达20%，且病情较重。移植前存在肝功能异常（如转氨酶升高、血白蛋白减低等）可增高发病风险，多见于接受过肝区放疗或患有活动性肝炎（尤其是丙肝）的患者。移植前使用万古霉素、两性霉素B、酮康唑、阿昔洛韦等抗感染药物以及移植前的低蛋白C状态均可增加发生VOD的风险。移植后患者感染巨细胞病毒也可以增加VOD的发病概率。

（二）服用含有吡咯生物碱的植物

1953年Hill KR等报道牙买加儿童因食用千里光（又称狗舌草）植物导致百余例VOD发生，后来证实是因为千里光中含有吡咯烷生物碱而致病。此后在多个国家地区陆续报道了因食用含有吡咯烷生物碱的植物而导致VOD的病例。国内曾有数例因服用土三七导致VOD的报道（服用总量均在150 g以上）。吡咯烷生物碱在肝内脱氢形成一个或多个高反应（亲电子）中心的吡咯样衍生物，这种代谢产物与亲核组织结构起反应，后者具有烷化剂作用，可损伤血管内皮和肝细胞。人类VOD一般在持续接触吡咯烷生物碱1～2个月后发病，目前尚未见明确的剂量-效应关系的报道。

（三）放疗及其他原因

放疗也可以导致VOD的发生。SCT预处理中一次性大剂量全身放疗相对分次全身放疗增加VOD的发生概率。近年来关于基因方面的研究发现，由于谷胱甘肽路径相关酶编码基因的多态性与突变导致的谷胱甘肽减少或缺失使VOD的发病风险增高；肿瘤坏死因子α（TNFα）基因编码的多态性与SCT中的VOD发生相关。

二、病理变化

终末肝小静脉和肝血窦的内皮细胞以及肝小叶第 3 带肝细胞损伤是 VOD 的病理基础。急性期肝体积肿大，表面光滑，状似槟榔肝；光镜下肝小叶中央静脉和肝小静脉内皮肿胀，血流受阻，肝小叶中央区肝细胞出血坏死，小叶周边肝细胞变性，大量红细胞渗入 Disse 腔，不伴炎性细胞浸润，呈典型出血坏死改变。亚急性期肝小叶静脉和肝小静脉内皮增生、增厚，形成纤维化导致管腔狭窄，出现血液回流障碍，中央区肝窦扩张；肝细胞变性、肿胀，胞浆内脂肪空泡增加；小叶静脉及中央区肝窦周围有广泛的纤维组织增生，但尚未形成假小叶。慢性期与心源性肝硬化的表现相近，慢性门静脉高压的相关症状明显。

三、临床表现

发病前多数患者有胃肠道、呼吸道和全身症状。急性期起病急骤，可表现为上腹剧痛及腹胀，可伴有食欲减退、恶心、呕吐等症状，查体可发现肝迅速肿大、肝区压痛以及腹水，而黄疸及下肢水肿相对较少见，往往伴有肝功能异常。亚急性期的特点是持久性的肝大，反复出现腹水。慢性期表现同其他类型的肝硬化一样，以门静脉高压为主。

四、实验室检查

根据病情轻重有程度不同的肝功能损害：如转氨酶（ALT，AST）、血清胆红素、碱性磷酸酶等升高。其中血清胆红素的升高程度被认为是判断 VOD 预后的一个良好指标。目前发现血清Ⅲ型前胶原氨基末端肽（P-Ⅲ-P）升高、组织型纤溶酶原激活物（t-PA）升高、蛋白 C 活性减低等有助于 VOD 的诊断。

五、诊断

（一）重要病史

曾因恶性血液病或实体瘤行大剂量放、化疗，特别是接受骨髓移植患者；有长期饮用或食用含吡咯烷生物碱毒素物质的病史。

（二）典型的临床表现

在骨髓移植后 20 天左右，出现肝大、压痛，体重增加，周围性水肿和腹水及黄疸等早期临床表现。下面两个关于骨髓移植后诊断 VOD 的标准可供临床参考。

1. Baltimore 标准：胆红素 $\geq 34\ \mu mol/L$，伴有移植后 3 周内出现以下任何 2～3 项者：（1）肝大合并右上腹疼痛；（2）腹水；（3）比基础体重增加 5% 以上。

2. Seattle 标准：移植后 20 天内至少发生以下 2 项者：（1）胆红素 $\geq 34\ \mu mol/L$；（2）肝大合并右上腹或肝区痛；（3）比基础体重增加 2% 以上。

（三）病理组织学诊断

肝穿刺组织活检的病理特点包括：①肝小静脉阻塞；②肝小静脉管腔偏心性狭窄或硬化；③第 3 带肝细胞坏死；④肝窦纤维化。但文献报道轻型 VOD 病变分布不均，肝穿刺检查可能造成组织学上诊断困难。故有学者认为移植后 20 天内出现典型临床表现者，无需进行肝穿刺活组织检查。

六、鉴别诊断

（一）骨髓移植术后急性移植物抗宿主病（graft-versus-host disease，GVHD）

GVHD 通常于接受同种异体骨髓移植后 20 天左右发病，与早期 VOD 很难鉴别，但 GVHD 罕见以肝实质受累为首发表现，而以皮疹、腹泻、胆汁淤积性黄疸为主要表现。GVHD 者 ALP 显著升高，而 ALT、AST 轻度升高；肝穿刺可见以胆管炎症损伤及胆汁淤积为主，可以作出鉴别。

（二）布加综合征（BCS）

BCS 为肝静脉及其属支阻塞，部分伴有下腔静脉肝段狭窄或阻塞，其发病机制可与血液高凝状态导致血栓形成有关，先天性膜性狭窄也是 BCS 的原因之一。其首要病变在肝静脉和（或）下腔静脉肝段。B 超和多普勒彩超可对 85％以上患者提示 BCS 诊断。BCS 确诊有赖于肝静脉和（或）下腔静脉造影检查。

（三）其他重症肝炎

药物性肝损害患者有服用肝毒性药物病史；病毒性肝炎患者会有病毒血清标志物阳性；自身免疫性肝炎患者常有自身抗体阳性。重症肝炎临床表现为黄疸迅速加深，明显出血倾向，肝萎缩，可有肝臭，神经系统症状有烦躁、谵妄、定向力和计算力障碍、嗜睡，甚至昏迷；多数患者有脑水肿、肝肾综合征等，一般鉴别不难。

七、治疗

本病当前尚无特效疗法，以支持治疗和对症处理为主。由于急性重症 VOD 病情危重，常并发多脏器功能衰竭，病死率高。因此有研究者致力研究骨髓移植（BMT）后高危患者的特征，如应用白消安、无基因相关性的骨髓移植、巨细胞病毒抗体阳性、接受全胃肠外营养患者，以及有上述与发生 VOD 相关的凝血指标异常的患者，对其进行抗凝等预防性治疗。常用药物为小分子量肝素、前列腺素 E1 或亲水性胆汁酸盐等。

（一）支持治疗：包括静脉输液、白蛋白或血浆，补充维生素，纠正水、电解质及酸、碱平衡失调，以维护有效循环血容量、肾血流灌注量及内环境的稳定。

（二）对症治疗：VOD 患者早期便有水钠潴留引起的周围水肿和腹水，因此应限制钠盐的摄入，并给予利尿，必要时放腹水甚至透析。大剂量放、化疗后，常伴粒细胞或血小板减少，可给予重组粒细胞集落刺激因子或重组粒巨噬细胞集落刺激因子。

（三）溶栓治疗：目前较为肯定的药物是去纤苷，为一种抗血凝药，系由猪、牛、羊等哺乳动物的肺中提取而得，是一种部分解聚的脱氧核糖核酸。该药物具有明显的纤溶作用，用于预防深部静脉血栓形成及血栓性静脉炎的治疗，并在骨髓移植中预防或治疗 VOD。但上述药物对血小板减少者可引发致死性出血。

（四）免疫调节治疗：如清除 CD34＋的 T 细胞，应用糖皮质激素进行免疫调节方法亦取得较好疗效。

（五）经颈静脉肝内支架门体分流（TIPS）：不宜外科手术的患者行 TIPS 术，可改善门静脉高压症状，缓解腹水增长。

（六）肝移植：已有对重症 VOD 患者进行原位肝移植成功的报道。

参考文献

[1] Kumar, S, Deleve LD, Kamath PS, et al. Hepatic veno-occlusive disease（sinusoidal obstruction syndrome）after hematopoieticsstem cell transplantation. Mayo Clin Proc, 2003, 78: 5891.

[2] 侯景贵. 肝小静脉闭塞病——附 2 例报告. 中华内科杂志, 1980, 19: 1871。

[3] 李志敏, 潘文胜, 蔡建庭, 等. 成功治疗土三七致肝小静脉闭塞病 1 例. 中华内科杂志, 2005, 44（2BROW）: 1441.

[4] Coppell JA, N SA, Perry DJ. Veno-occlusive disease: cytokines, genetics, and hemostasis. Blood Reviews, 2003, 17: 631.

[5] Wadleigh M, Ho V, Momtaz P, et al. Hepatic veno-occlusive disease: pathogenesis, diagnosis and treatment. Curr Op in Hematol, 2003, 10: 451.

[6] Tanikawa S, Mori S, Ohhashi K, et al. Predictive markers for hepatic veno-occlusive disease after hematopoietic stem cell transplantation inadults: a prospective single center study. Bone Marrow Transplant, 2000, 26: 881.

[7] Barker CC, Butzner JD, Anderson RA, et al. Incidence, survival and risk factors for the development of veno-occlusive disease in pediatric hematopoietic stem cell transplant recipients. Bone Marrow Transplant, 2003, 32: 79.

[8] Lee JH, Lee KH, Lee JH, et al. Plasminogen activator inhibitor-1 is an independent diagnostic marker as well as severity predictor of hepatic veno-occlusive disease after allogeneic bone marrow transplantation in adults conditioned with busulphan and cyclophosphamide. Br J Haematol, 2002, 118: 1087.

[9] KaleelrahmanM, Eaton JD, LeemingD, et al. Role of plasminogen activator inhibitor-1（PA I-1）levels in the diagnosis of BMT associated hepatic veno-occlusive disease and monitoring of subsequent therapy with defibrotide（DF）. Hematology, 2003, 8: 91.

[10] Park YD, Yoshioka A, Kawa K, et al. Impaired activity of plasma von-Willebrand factor cleaving protease may predict the occurrence of hepatic veno-occlusive disease after stem cell transplantation. Bone Marrow Transplant, 2002, 29: 789.

[11] Gerecitano J, Mathias C, Mick R, et al. Homocysteine and prothrombin fragment 1+2 levels in patients with veno-occlusive disease after stem cell transplantation. J Hematother Stem Cell Res, 2003, 2: 215.

[12] Forrest DL, Thomp son K, Dorcas VG, et al. Low molecular weight heparin for the prevention of hepatic veno-occlusive disease（VOD）after hematopoietic

stem cell transplantation: a prospective phase II study. BoneMarrow Transplant, 2003, 31: 1143.

[13] Chalandon Y, Roosnek E, Mermillod B, et al. Prevention of veno-occlusive disease with defibrotide after allogeneic stem cell transplantation. Biol BloodMarrow Transplant, 2004, 10: 347.

[14] Richardson PG, Murakami C, J in Z, et al. Multi-institutional use of defibrotide in 88 patients after stem cell transplantation with severe Veno-occlusive disease and multisystem organ failure: response without significant toxicity in a high risk population and factors predictive of outcome. Blood, 2002, 100: 4337.

[15] Moscardo F, Ispizua A, Sanz GF, et al. Positive selection for CD34＋reduces the incidence and severity of veno-occlusive disease of the liver after HLA identical sibling allogeneic peripheral blood stem cell transplantation. Exp Hematol, 2003, 31: 545.

[16] Sayer HG, WillU, Schilling K, et al. Hepatic veno-occlusive disease (VOD) with complete occlusion of liver venules after tandem autologous stem cell transplantation-successful treatment with high dose methylprednisolone and defibrotide. J Cancer Res Clin Oncol, 2002, 128: 148.

[17] Akyuz C, CaClar K, Emir S, et al. High dose methyl-prednisolone treatment of hepatic veno-occlusive disease in a child with Wilms tumor. Pediatr Hematol Oncol, 2003, 20: 345.

病例 14——纳差、腹胀、尿黄

病例摘要

患者，男性，68岁，主因"尿黄、纳差、腹胀3个月，发现转氨酶升高2个月"于2005年10月21日收入院。

现病史： 患者3个月前无明显诱因发现小便颜色加深，晨起后明显，自述严重时可呈浓茶色，同时出现纳差，轻度腹胀，无恶心、呕吐，无黄疸，无发热，未重视及诊治。2个月前患者自觉食欲减退、腹胀症状有所加重，伴恶心、厌油腻，皮肤瘙痒，间断上腹痛，症状逐渐加重；尿黄间断发生，时轻时重。遂就诊于北京市某医院，查生化示：ALT 138 U/L，AST 88 U/L，D-Bil 55 μmol/L，I-Bil 34.4 μmol/L，血清胆汁酸（TBA）18.3 μmol/L，ALP 194 U/L，ALB 38 g/L。腹部B超示：脾稍大，余未见异常。行肝炎相关病毒指标检查均为阴性，行血常规检查发现三系降低，当时结合患者骨髓穿刺结果考虑为"继发性贫血，白细胞减少，血小板减少"。予"吉粒芬"治疗后患者粒细胞呈一过性升高，应用叶酸、维生素 B_{12} 后红细胞、血小板无明显改善，ALT 波动于 86.5～39.1 U/L，AST 波动于 48.1～28.1 U/L，D-Bil 45.3～46.6 μmol/L，I-Bil 21.8～24.1 μmol/L。1个月前患者于外院行骨髓穿刺结果示：骨髓增生活跃，以巨核系明显伴轻度纤维化，不除外继发性改变，请结合临床。10天前患者于外院再次行骨髓穿刺提示：骨髓增生活跃，粒系轻度毒性变，请结合临床。患者自觉症状无明显好转，为进一步诊治收入院。患者自发病以来，无发热，无反酸、烧心，无呕血、黑便，无皮疹、关节痛、光过敏，无口干、眼干、口腔溃疡；无双下肢水肿；发病前后无其他药物服用史，二便如前所述，精神、睡眠一般，食欲下降明显，体重下降约7 kg。

既往史、个人史及家族史： 既往体健。否认肝炎、结核等传染病史，否认高血压、冠心病、糖尿病、慢性肾病病史。患者近3年来每晚规律服用"安定"2片。否认食物过敏史。对造影剂过敏。无吸烟、饮酒嗜好。否认家族肿瘤和遗传病病史。

入院查体： 体温36.1℃，脉搏84次/分，呼吸18次/分，血压110/65 mmHg。一般情况可，皮肤、巩膜黄染，未见出血点，无肝掌，未见蜘蛛痣。左侧甲状腺稍饱满，未触及结节；双肺听诊呼吸音清，未闻及干湿啰音。心率84次/分，心律齐，各瓣膜听诊区未闻及杂音。腹平软，全腹无压痛，无反跳痛及肌紧张，肝下界位于右锁骨中线肋下5 cm，质韧，无压痛，表面欠光滑；脾肋下未触及。Murphy征阴性。肝区叩痛阴性，移动性浊音阴性，双肾区无叩痛，肠鸣音4次/分。双下肢轻度可凹性水肿。

辅助检查（入院前）（表 14-1，表 14-2）：

表 14-1　血常规

时间	WBC ($\times10^9$/L)	NE (%)	LY (%)	RBC ($\times10^{12}$/L)	Hb (g/L)	PLT ($\times10^9$/L)
2005.08.31	1.83	23.3	64.9	2.69	90	85.0
2005.09.01	1.83	21.6	65.4	2.63	86	79.0
2005.09.05	2.10	41.0	50.6	2.44	84	76.0
2005.09.09	1.97	19.6	67.2	2.81	96	76.0
2005.09.10	4.70	74.5	22.2	2.45	85	70.0
2005.09.11	3.10	68.8	26.3	2.72	96	68.0
2005.09.12	2.68	52.0	29.7	2.82	96	71.0
2005.09.15	1.88	36.4	39.3	2.84	97	65.0
2005.09.28	2.10	44.4	47.1	3.27	111	67.0
2005.10.08	2.12	39.6	48.6	3.44	114	66.0

表 14-2　生化

时间	ALT (U/L)	AST (U/L)	T-Bil (μmol/L)	D-Bil (μmol/L)	ALP (U/L)	GGT (U/L)
2005.08.26	138	88	55	34.4	194	76
2005.08.31	86.5	48.1	45.3	21.8	163	78
2005.09.09	39.1	28.1	46.6	24.1	162	62
2005.10.11	36	35	121.9	90	177	

外周血涂片（2005-09-28，外院）：白细胞减少，中性粒细胞减少，偶见中幼粒细胞。成熟红细胞大小不等，大部分胞体大。血小板减少。

尿含铁血黄素（2005-09-31，外院）：阴性。

网织红细胞（2005-10-08，外院）：0.94%。

腹部 B 超：（2005-08-29，外院）：脾稍大，余未见异常。

腹部 B 超：（2005-09-02，外院）：肝实质回声偏粗，胆囊壁毛糙，脾稍大，未见腹水。

问题 1：总结该患者的病例特点。其有待解决的主要问题是什么？

问题 2：该患者黄疸有哪些特点？

　　🖢 问题 3：请分析该患者黄疸、三系减少的可能原因？为证实你的想法，应进一步行何种检查，请说明理由。

辅助检查（入院后）（表 14-3，表 14-4）：

表 14-3　血常规

时间	WBC（$\times 10^9$/L）	Hb（g/L）	LY（%）	PLT（$\times 10^9$/L）
2005.10.22	1.92	104.7	32.67	65.5
2005.10.27	2.37	107.0	49.00	77.0
2005.11.01	1.93	104.5	42.20	60.3
2005.11.07	2.31	106.1	40.00	67.7

表 14-4　生化

时间	ALT（U/L）	AST（U/L）	T-Bil（μmol/L）	D-Bil（μmol/L）	ALB（g/L）	ALP（U/L）	GGT（U/L）
2005.10.27	49	54	128	95.3	31.2	151	30
2005.11.07	27	36	180	128	34.4	126	29

　　尿常规（2005-10-21）：尿胆原：17 μmol/L。

　　便常规、凝血分析、电解质（2005-10-21）：均正常。

　　铁蛋白（2005-10-21）：1051 ng/ml↑，血清铁：41.9 μmol/L↑，不饱和铁：5.4 μmol/L↓，总铁结合力：47 μmol/L。维生素 B_{12}：1398 pg/ml↑，叶酸：16.76 ng/ml。铜蓝蛋白：53.3 mg/dl。

　　甲状腺功能 5 项（2005-10-21）：均正常。

　　抗 HAV-IgG（2005-10-21）：阳性。

　　抗 HAV-IgM（2005-10-21）：阴性。

　　抗 HEV-IgG（2005-10-21）：阴性。

　　乙肝 2 项（2005-10-21）：乙肝表面抗体：阳性，余阴性。

　　HBV-DNA、抗 HCV、HCV-PCR（2005-10-21）：均未见异常。

　　EBV、CMV（2005-10-21）：均阴性。

　　类风湿因子（RF）（2005-10-21）：阳性，1:40。

　　ANA、ENA 六项（2005-10-21）　　（RNP、Sm、SSA、SSB、Scl-70、Jo-1）、AaFA、AHA、dsDNA、DNP、AmA 均阴性。

　　蛋白电泳（2005-10-21）：ALB↓，α1 球蛋白↑，β 球蛋白↑，γ 球蛋白↑。

　　腹部 CT 结果示（2005-10-21）：脾大，余未见异常。

　　胃镜检查（2005-10-21）：慢性胃炎；十二指肠球部溃疡（A2 期），尿素酶试验：阴性。

核素心肝血流比（2005-10-21）：正常范围内。

磁共振胰胆管造影（MRCP）结果（2005-10-21）：肝多发小囊肿；脾大，肝叶比例轻度失调。

入院后初始治疗：

给予患者复方甘草酸苷（美能）、还原型谷胱甘肽（古拉定）保肝治疗，间断应用苦三硫（胆维他）、熊去氧胆酸（尤思弗）利胆治疗，复查各项生化指标未见明显好转。

考虑患者不除外药物性肝损害，已嘱患者停用"安定"。

2005 年 11 月 8 日行肝穿刺检查，病理结果进行多家会诊：

本院病理结果：

（肝穿）小块肝组织，肝小叶结构紊乱，多数肝细胞变性淤胆，可见片状肝细胞坏死，并伴有碎片状坏死，汇管区多量炎性细胞浸润，纤维组织增生。免疫组织化学（组化）染色：HbsAg（－），HbcAg（－），Masson（＋）。

某三甲医院 1 肝穿刺病理结果：

汇管区轻度扩大，较多炎性细胞浸润，包括浆细胞、嗜酸性粒细胞及中性粒细胞伴有部分胆管受损，轻度的界面炎。小叶中央肝细胞内胆汁淤积，部分肝细胞有微泡脂变，肝窦内可见较多的炎性细胞浸润，包括中性粒细胞及嗜酸性粒细胞浸润，见可疑巨核细胞，在汇管区周围肝细胞内发现病毒包涵体。病理诊断：（肝）巨细胞病毒肝炎合并药物性肝损害。

某三甲医院 2 肝穿病理结果：

送检肝穿组织较碎，小叶内肝细胞区域性水样变性，轻度大小泡混合性脂肪变性，易见大核、双核肝细胞，易见散在灶性炎及窦周炎，中央及周围较多肝细胞内胆汁淤积及微胆栓形成；汇管区明显纤维性扩大，中等量混合性炎性细胞浸润，其内杂以分叶和白细胞及嗜酸性粒细胞，增生的纤维组织向小叶内延伸，致少数小叶结构紊乱，小叶界板轻度碎屑样坏死。结合临床考虑：亚急性药物性肝损害，病变程度相当于 G2S2＋。

　　问题 4：该患者目前最可能的诊断是什么？请说明诊断依据。

　　问题 5：请制订该患者下一步的治疗计划？

　　问题 6：该患者有哪些症状及检查结果不能用药物性肝损害来解释？

　　问题 7：在对患者随访的过程中，为进一步明确诊断应定期复查何种检查？

进一步治疗：

自 2005 年 11 月 18 日开始应用泼尼松龙 30 mg，1 日 1 次，口服治疗。

问题 8：该患者为何需应用激素治疗？你是否支持这种临床用药选择？请说明理由。

问题 9：激素的常见副作用有哪些？对该患者来讲，应用激素后尤其应注意什么？

问题 10：应用激素治疗后如何评价疗效？需监测哪些指标？

表 14-5　此后监测的患者血常规及肝功能情况

时间	WBC ($\times 10^9$/L)	Hb (g/L)	LY (%)	PLT ($\times 10^9$/L)	ALT (U/L)	AST (U/L)	T-Bil (μmol/L)	D-Bil (μmol/L)	ALB (g/L)	ALP (U/L)	GGT (U/L)
2005.11.22	2.62	97.9	33.74	101	33	36	134	81.0	34.3	92	43
2005.12.05	3.57	104.3	23.00	143	47	33	60	43.0	34.6	85	65
2005.12.28	3.60	132.0	38.9	156	38	24	26.5	15.7	36.7	116	69
2006.01.18	3.93	133.0	24.60	90	59	33	22	9.8	41.5	166	72
2006.02.04	4.60	131.0	35.70	88	148	67	39	20.0	42.1	163	83
2006.02.15	4.80	112.0	36.50	124	79	43	46	28.0	36.4	111	83
2006.02.22	5.30	123.0	59.10	130	87	57	68	40.0	40.4	130	61

使用激素治疗后，患者症状逐渐好转。转氨酶及胆系酶均恢复正常，胆红素基本降至正常，血象恢复正常后出院，出院诊断：淤胆型肝炎，隐源性。

院外治疗及随访：

出院后患者规律服用泼尼松龙 30 mg 1 日 1 次 口服、熊去氧胆酸胶囊（优思弗）250 mg 1 日 2 次 口服及甘草酸二铵胶囊（甘利欣）150 mg 1 日 3 次 口服。

再次入院前 1 个多月（2006 年 2 月 4 日）患者常规门诊复查生化指标提示：ALT 148 U/L，AST 67 U/L，T-Bil 39 μmol/L，D-Bil 20 μmol/L，ALP 163 U/L，GGT 83 U/L。血常规提示：PLT 88$\times 10^9$/L，余正常。加用复方益肝灵 2 片 1 日 2 次 口服。

再次入院前 1 个月（2006 年 2 月 15 日）患者复查生化指标提示：ALT 79 U/L，AST 43 U/L，T-Bil 46 μmol/L，D-Bil 28 μmol/L，ALP 111 U/L，GGT 83 U/L。血常规提示：白细胞、红细胞及血小板水平及分类均正常。

再次入院前 20 天（2006 年 2 月 25 日）患者无明显诱因出现发热，体温升至最高

40℃，无咳嗽、咳痰，无尿频、尿急、尿痛，无腹痛、腹泻，未作任何检查，患者自服双黄连口服液后体温降至正常。

再次入院前 18 天（2006 年 2 月 27 日）患者无明显诱因再次出现发热，2～3 天发作 1 次，均为早上 8 点开始体温升高，一般体温升至 38～39℃，偶有升至 40℃，无寒战，发热持续 3～7 小时不等，下午 3 点体温自行降至正常。发热时伴咽干、声音嘶哑，偶有干咳，无咳痰。伴食欲减退、尿色变黄及大便颜色变白，偶伴双膝关节痛，以左侧为主。体温正常时上述伴随症状明显减轻。

再次入院前半个月患者就诊于我院门诊，将泼尼松龙减至 25 mg 1 日 1 次 口服。

再次入院前 8 天（2006 年 3 月 8 日）患者复查生化示：ALT 128 U/L，AST 77 U/L，T-Bil 96.2 μmol/L，D-Bil 67.8 μmol/L，ALP 163 U/L，GGT 83 U/L。血常规示：PLT 98×10^9/L，余正常。为进一步诊治收入我科。

第二次入院（2006 年 3 月 16 日）

患者主因"间断尿黄、纳差、腹胀 9 个月，发现转氨酶升高 8 个月，发热 20 天"于 2006 年 3 月 16 日经门诊再次入院。

查体基本同前。

入院诊断：肝内胆汁淤积原因待查。

患者入院后 2 天内无发热，第 3 天开始出现发热，连续 4 天，体温在 37.6～38℃之间，伴随症状基本同入院前。第 7 天开始未再发热。

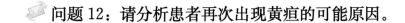 **问题 11：分析患者出现发热的可能原因？与激素应用是否相关？是否应继续应用激素？激素减量是否正确？**

问题 12：请分析患者再次出现黄疸的可能原因。

问题 13：为明确诊断此次入院还需进行哪些检查？

入院后辅助检查：

ESR：45 mm/h↑，ADA：29.7 U/L↑。

免疫球蛋白：IgA 5.28 g/L ↑，余正常。

凝血分析检查示均正常。

乙肝 5 项：均阴性；HBV-DNA：阴性；HCV-RNA：阴性；EBV-IgG：阳性，EBV-IgM：阴性。CMV：IgM 阴性，CMV-DNA：阴性。

腹部 B 超：肝实质回声减低，肝左叶强回声改变；脾大，门静脉增宽至 17 mm。

2006 年 3 月 29 日再次行肝穿刺检查：

本院病理结果：

（小块肝组织）部分肝细胞及毛细胆管淤胆，肝窦扩张，可见灶状肝细胞变性坏死，肝小叶及汇管区内混合性炎性细胞浸润（淋巴细胞、浆细胞、中性粒细胞及个别嗜酸性粒细胞）。免疫组化染色：HbsAg（－），HbcAg（－），CMV 早、晚（－），组化染色：Masson 汇管区（＋）。

某三甲医院病理会诊意见：

肝细胞弥漫性水样变性，易见大核、双核肝细胞，部分肝细胞及毛细胆管轻到中度胆汁淤积；肝窦较明显扩张，其内易见髓外造血细胞及部分单个核细胞并杂以少数嗜酸性粒细胞及分叶核白细胞；小叶内偶见大而不整的凋亡小体；汇管区轻度扩大，极少数炎性细胞浸润，纤维组织稍增生，小叶界板无明显损伤。考虑：慢性药物性肝损害，重叠肝髓外造血改变，考虑骨髓造血功能障碍肝代偿性改变，组织学不除外 EBV 感染，CMV 感染证据不足。免疫组化：EBV（±），CMV-L（－），CMV-E（－）。

某大学病理会诊意见：

肝穿刺组织 1 条，见中央静脉，肝细胞索清楚，细胞浑浊不明显，灶状肝细胞淤胆，肝窦扩张，多样淋巴细胞存在，细胞体积中等，胞浆少，核多形性。核分裂象不明显。肝窦上皮增生。小胆管内胆栓形成。淤胆病变以靠近中央静脉为主，汇管区内浸润细胞明显，偶见核分裂象。淤胆考虑为灶性，阻塞性，建议进一步标记鉴别浸润细胞的性质。可以除外骨髓瘤。可以除外巨细胞包涵体。

诊断：高度怀疑淋巴瘤。注：本例形态学见汇管区及肝窦内淋巴细胞浸润，高度怀疑肿瘤性增生，建议进一步标记（CD8、CD20、CD3、CD56、Ki-67、KP-1）以鉴别良恶性。

再次肝穿刺行病理检查，最终诊断为：原发性肝细胞非霍奇金淋巴瘤，γ/δT 细胞淋巴瘤可能性大。

问题 14：再次总结该患者的临床特点，尤其是黄疸特点。

问题 15：该患者在临床诊断、治疗过程中有何经验教训需要吸取？

问题 16：回顾患者的临床表现及病程演变，哪些特点符合淋巴瘤的表现？

2006 年 4 月 7 日予患者甲泼尼龙 40 mg，静脉滴注，1 日 1 次治疗，2006 年 4 月 19 日改为泼尼松龙 50 mg，1 日 1 次，口服治疗。患者激素加量后体温降至正常，血常规、生化指标、ESR 逐渐好转。

结局：

患者于 2006 年 4 月 28 日转诊至血液科进一步治疗。患者拒绝化疗，自行转外院继续激素治疗，数月后因肺部感染死亡。

病例小结

老年男性，慢性病程，表现为：尿黄、纳差、腹胀，既往曾服用安定。查体：皮肤巩膜黄染，浅表淋巴结未及触肿大，肝下界位于右锁骨中线下 5cm。辅助检查提示：肝功能异常，转氨酶、胆红素升高，以直接胆红素为主，血常规提示三系减低，影像学检查提示脾大。病毒学指标、免疫学指标无明显异常，行腹部 CT、磁共振胆胰管成像（MRCP）、胃镜未能明确诊断，首次肝穿刺病理提示：淤胆性肝炎，原因未明。加用激素后病情一度明显好转，生化、血常规逐渐恢复正常。激素减量后患者病情出现反复，转氨酶、胆红素升高，继而出现发热。再次行肝穿刺提示：原发性肝细胞非霍奇金淋巴瘤，诊断明确，应用激素后患者病情好转并就诊于血液科进一步治疗。

　　糖皮质激素属于类固醇激素，药理剂量下的糖皮质激素主要有抗炎、免疫抑制、抗毒和抗休克等作用。激素在肝病方面主要用于自身免疫性肝炎、药物性肝损害以及原因不明的肝内胆汁淤积性黄疸。该患者第一次入院考虑为隐源性淤胆性肝炎，给予试验性激素治疗，并且激素治疗有效。

　　该患者在临床诊治过程中应吸取如下经验教训：（1）临床诊断不能完全依赖某项辅助检查结果，临床表现更重要。当患者参照病理结果拟诊为药物性肝损害时有一些迹象不能圆满解释：①全血细胞减少；②停用临床怀疑导致肝损害的药物，黄疸缓解不理想。（2）当激素治疗有效时，更加满足于目前诊断，没有仔细分析激素治疗有效的多种可能，包括血液系统恶性肿瘤。（3）本病例的目的在于提醒我们在临床工作中应不断提出问题，并重视患者的临床病程，不能放过患者任何细微的临床变化，并且尽量用一元论解释患者的多种临床表现。本病例的目的不是掌握肝淋巴瘤的理论，而是培养临床思维。

原发性肝淋巴瘤

一、概述

典型的淋巴瘤主要临床表现是无痛性浅表淋巴结肿大，可以发生于全身各部位。原发于淋巴结外者，以胃肠道及咽淋巴环为好发部位。原发性肝淋巴瘤（primary hepatic lymphoma，PHL）是指原发于肝，不伴有脾、淋巴结、骨髓以及其他淋巴组织受累的淋巴瘤。

原发性肝淋巴瘤在临床上较为罕见，发病率仅占肝恶性肿瘤的 0.1%，占结外淋巴瘤的 0.4%。有学者总结了从 1981 年至 2003 年的相关文献，仅有 251 例病例报道。PHL 无特异性临床表现，单纯根据病史、体检及影像学检查难于确诊。

根据 Lei 等命名的诊断标准，诊断 PHL 需满足以下 3 个条件：①症状或体征主要为肝受累的表现，包括右上腹痛、右上腹部肿块或黄疸；②无可触及的淋巴结肿大或远处淋巴结转移的放射学依据；③外周血涂片无白血病表现。

二、病因与发病机制

PHL 好发于中年男性，其病因及发病机制目前尚不十分明确。但是很多学者提出几种可能的病因。法国的一项研究表明 PHL 患者中丙肝病毒（HCV）的感染率要高于正常人群，这可能与 HCV 的嗜淋巴细胞性刺激 B 淋巴细胞慢性增生有关。EB 病毒（EBV）被认为与 PHL 的发病有关，因为有研究在 PHL 患者的细胞中检测出了与 EBV 相关的基因。而关于乙型肝炎病毒（HBV）是否是 PHL 的病因目前还存在争议。Ohsawa 等报道在 PHL 患者发病前，有 96%（西方国家）或 44%（日本）的患者有慢性肝病。除了病毒之外，自身免疫性疾病与获得性免疫性疾病在 PHL 的发生中亦起着重要作用。HIV 感染、系统性红斑狼疮、肝移植后免疫抑制剂的应用会明显增加原发性肝淋巴瘤的发生，常形成肿块包埋门静脉，引起胆管和血管的阻塞。此外，亦有肾移植后长期使用免疫抑制剂并发 PHL 的病例报道。

三、临床表现

PHL 平均发病年龄在 55 岁，男女比例为 2.3:1。最常见的临床症状为腹痛及腹部不适，大约 39%～70% 的患者以其为主诉。其他的症状包括乏力、黄疸、厌食、恶心及呕吐等。约有 1/3 的患者出现淋巴瘤症状（消瘦、发热）。极少数患者可以出现暴发性肝衰竭及肝性脑病。小部分患者没有症状，因此难以诊断。至少有 50% 的患者查体可以发现肝大，约 10%～20% 的患者出现黄疸的体征，其他常见体征还包括脾大和腹水。

四、辅助检查

70％患者实验室检查血清转氨酶、碱性磷酸酶、胆红素升高。30％～80％患者乳酸脱氢酶（LDH）升高，有文章认为乳酸脱氢酶是诊断 PHL 并判断其预后的敏感指标。β2 微球蛋白被认为是淋巴瘤的预后指标，将近 90％的患者升高。大约 30％患者的炎症指标如 ESR 及 CRP 升高。部分患者还可以合并血钙升高、血小板减少，而 AFP、CEA 在正常范围。

PHL 在影像学上主要有三种表现：单发肿块、肝内多发病变以及肝内弥漫浸润。彩超、CT 和 MRI 表现无特异性，不易与肝其他良、恶性肿瘤鉴别。PHL 大多表现为单发肿块，约占 55％～60％，病灶较大，CT 检查多为均匀低密度病灶，边界较清，其内可有低密度坏死灶，增强后动脉期强化不明显或轻微强化，实质期部分病灶边缘强化。约有 35％～40％患者表现为多发病灶，与继发性肝淋巴瘤表现相似。肝弥漫性浸润类型少见并且预后不良。

五、诊断与鉴别诊断

由于该疾病在临床特点、辅助检查以及影像学等方面表现具有非特异性，很难与肝炎、原发性肝脏肿瘤、恶性肿瘤的肝转移以及系统性淋巴瘤累及肝相鉴别。影像学以及病理检查对于鉴别诊断来说十分重要。但有时候 PHL 的病理诊断很困难，因此需要更进一步的辅助检查，如免疫组织化学、流式细胞术以及染色体组型分析等。目前报道的 PHL 几乎均为非霍奇金淋巴瘤，组织学类型以 B 细胞来源、弥漫性大细胞性最为常见。原发于肝的霍奇金病极其少见。

六、治疗与预后

由于 PHL 罕见，临床尚无普遍接受的治疗方案。可选择的治疗方法包括外科手术、化疗、放疗以及联合治疗。对于肿瘤局限、体积较小的患者可以单独应用外科手术，有研究提示对于合适的病例，手术切除可能是 PHL 取得长期生存的主要手段。PHL 对化疗比较敏感，因此对于有些病人可以单独应用化疗。但是很难评价手术与化疗效果的优劣。有学者认为联合治疗效果可能更佳，包括手术前放、化疗减少肿瘤负荷，提高切除率；术后放、化疗提高患者的生存率。

参考文献

［1］Stancu M，Jones D，Vega F，et al. Peripheral T cell lymphoma arising in the liver. Am J Clin Pathol，2002，118：574-581.

［2］Yasin M，Hartranft TH. Primary hepatic lymphoma：Unusual presentation and clinical course. Am Surg，1997，63：951-953.

［3］Higuchi T，Nomoto K，Mori H，et al. Case report：Primary hepatic lymphoma associated with chronic liver disease. J Gastroenterol Hepatol，1997，12：237-242.

［4］Lei Ki，Chow JH，Guarda LA. Primary non-Hodgkin's lymphoma of the liver. Leuk Lymphoma，1998，29（3）：293.

［5］Ohsawa M，Aozasa K，Horiuchi K，et al. Malignant lymphoma of the liver. Report of five cases and review of the literature. Dig Dis Sci，1992，37（7）：1105-1109.

［6］Scerpella EG，Villareal AA，Casanova PF，et al. Primary lymphoma of the liver in AIDS. Report of one new case and review of the literature. J Clin Gastroenterol，1996，22（1）：51-53.

［7］管蕴宣，刘泽玲. 肾移植术后并发肝淋巴瘤一例. 上海医学，1998，21（2）：73.

［8］Page RD，Romaguera JE，Osborne B，et al. Primary hepatic lymphoma：favorable outcome after combination chemotherapy. Cancer，2001，92：2023-2029.

［9］Sanders LM，Botet JF，Straus DJ，et al. CT of primary lymphoma of liver. AJR，1989，152：973-976.

［10］Maher MM，Raymond MR，Fenlon HM，et al. Imaging of primary non-Hodgkin's lymphoma of the liver. Clinical Radiology，2001，56：295-301.

［11］明兵，何瑜，贺国庆，等. 淋巴瘤的CT诊断价值. 中国CT和MRI杂志，2008，（20）：45-47.

［12］王鲁钦，伦秀，孙惠川，等. 原发性肝淋巴瘤的外科治疗. 中华普通外科杂志，2004，19（8）：499-450.

病例 15——腹痛、黑便、呕血

病例摘要

患者，男性，48 岁，主因"间断左上腹不适伴疼痛 20 余天，间断黑便 8 天，呕血伴意识障碍 1 天"于 2007 年 11 月 15 日收入院。

现病史： 患者 20 余天前，进凉食后出现左上腹不适症状，伴左上腹痛，腹痛持续约半小时，无腰背部放射痛，无腹泻，无恶心、呕吐，无反酸、呃逆、嗳气，无呕血、黑便，无发热等症状，大便每日 2 次，为黄色软便，患者未诊疗。上述症状间断发作，多在进凉食后发生，性质同前，患者曾口服开胸顺气丸 1 袋治疗左上腹不适。8 天前，患者进晚餐后（进食中饮 2 两高度白酒），夜间排 3 次黑便，总量约 300 ml，无头晕、心悸、肢冷，未诊治。7 天前白天及夜间各排黑色柏油样成形软便 1 次，自诉每次量约 100 ml，未到医院诊疗。6 天前，患者白天排黑色伴黏液样稀便 3 次，自诉每次量约 100 ml，同时患者自觉头晕、心悸、腹胀症状明显。当日夜间就诊于当地某医院，测血压 70/40 mmHg。查血常规提示 Hb 70 g/L。便常规：潜血（＋）。行胃镜检查：浅表性胃炎伴糜烂，反流性食管炎（Ⅰ级）。给予质子泵抑制剂（PPI）（具体药物及剂量不详）及补液治疗。同时给予输入红细胞悬液 800 ml 治疗。治疗后复查提示 Hb 86 g/L。患者住院期间，每日仍排暗红色成形黏液稀便 3～4 次，每次量约 100 ml，复查便常规：潜血（＋），血常规：Hb 70 g/L。考虑患者仍有消化道活动出血。1 日前转入我院诊治。转院途中，患者自觉左上腹不适，伴恶心、头晕、心悸，随后共呕鲜血 3 次，总量约 500 ml。送至我院急诊后，查体：体温 35.4℃，血压 80/60 mmHg，心率 109 次/分，腹部无压痛。急查血常规提示 Hb 53 g/L。经禁食、补液、输血、抑酸治疗后，患者未再呕血。今日复查 Hb 58 g/L。为进一步诊疗，急诊以"黑便、呕血待查"收入院，患者自发病以来，精神弱，食欲欠佳，睡眠正常，无盗汗、发热、关节痛、口腔溃疡、光过敏等症状。大便如前所述，排便时无里急后重感。小便正常，体重近期未查。

既往史、个人史及家族史： 既往体健。否认肝炎、结核等传染病史，否认高血压、冠心病、糖尿病、慢性肾病病史。否认食物、药物过敏史。有饮酒史 20 余年，3 次/天，每次饮高度白酒约 2 两，有吸烟史 20 余年，每日吸烟 40 支。否认家族肿瘤和遗传病病史。

入院查体： 体温 36℃，脉搏 70 次/分，呼吸 18 次/分，血压 100/60 mmHg。贫血貌，全身浅表淋巴结未触及明显肿大。桶状胸，双肺呼吸音过清，未闻及明显干、湿啰音。心界叩诊不满意，心率 70 次/分，心律齐，各瓣膜听诊区未闻及杂音。腹平软，中下腹有压痛，无明显反跳痛及肌紧张。未触及包块。肝、脾肋下未触及。

Murphy 征阴性。麦氏点无压痛。肝区、脾区叩痛阴性。腹部叩诊呈鼓音。移动性浊音阴性，胃泡鼓音区存在。肠鸣音 4 次/分。双下肢无水肿。

辅助检查：

急诊八项（2007-11-14）：BUN 4.9 mmol/L，Glu 11.58 mmol/L↑，Cr 101 μmol/L，Na^+ 138 mmol/L，K^+ 4.34 mmol/L，Cl^- 114 mmol/L，CO_2 21.8 mmol/L。

生化 20（2007-11-15）：总蛋白 35 g/L↓，ALB 24.2 g/L↓，ALP 35 U/L，Cr 99 μmol/L，UA 285 μmol/L，BUN 5.2 mmol/L，Glu 11.91 mmol/L↑，Ca 1.84 mmol/L。

血常规（2007-11-14）：WBC 7.79×10^9/L，NE% 54.04%，Hb 53 g/L↓，HCT 18.7%↓，PLT 297×10^9/L。

尿常规（2007-11-14）：Glu 5.5 mmol/L↑，余未见异常。

便常规（2007-11-14）：潜血阳性。

凝血分析（2007-11-14）：PT 11.4 s，INR 0.906，APTT 30.1 s，D-Dimer 724 ng/ml↑。

问题 1：该病例主要临床特点是什么？

问题 2：呕血通常是急性出血，对于该患者，除了急性失血之外，是否存在慢性失血？为什么？

问题 3：如何判断是否存在活动性出血？

问题 4：如何估计患者的失血量？什么情况下需要输血治疗？

问题 5：目前考虑哪些疾病可能，并如何鉴别？提出下一步的检查方案。

问题 6：分析患者消化道出血的可能原因并说明理由。

入院次日凌晨，在静脉点滴奥美拉唑（洛赛克）的情况下，患者突然再次呕血，共 2000 余毫升。

问题 7：对于突发呕血的患者，病因尚不明确时，应该如何处理？

经输血补液治疗，患者生命体征平稳后，行胃镜检查：胃腔内大量新鲜血液，食管、胃窦、十二指肠未见明确出血病灶，胃底体受到积血影响，观察不清。行血管造影（2007-11-16），提示胃左动脉分支出血，予胃左动脉钢圈及明胶海绵栓塞治疗后出血停止。

患者入院一周后复查胃镜（2007-11-19）：胃底体交界距贲门约 5 cm，小弯偏前壁侧可见 0.2 cm×0.5 cm 较深溃疡，中心可见紫红色血管残端（见图 15-1）。

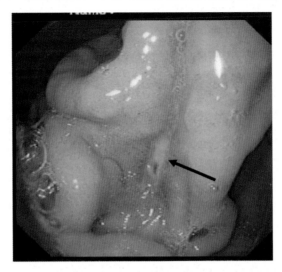

图 15-1　胃镜　箭头示溃疡

问题 8：患者的诊断是什么？该病例和典型的消化性溃疡的不同之处有哪些？

问题 9：该病可以采用哪些方法进行治疗？

入院两周后患者接受手术治疗。术中胃体前壁偏小弯侧于浆膜面观察可见 3 cm×3 cm 迂曲血管团，黏膜表面可见出血点，连同血管团切除近端胃及部分远端食管，行食管残胃吻合。术后病理提示符合 Dieulafoy 病变：胃黏膜下层疏松结缔组织可见较多迂曲中等大小动脉血管，部分管壁平滑肌增厚，腔内淤血（见图 15-2）。此后患者未再发生消化道出血。

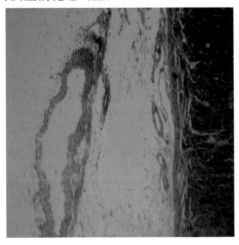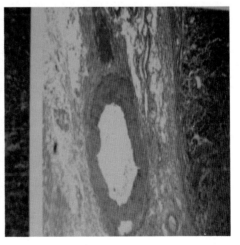

图 15-2　手术病理

问题 10：根据该患者的病史特点，总结在临床上，Dieulafoy 病变导致消化道出血的临床特点、Dieulafoy 病变的诊断依据？如何与胃溃疡导致消化道出血进行鉴别。

问题 11：回顾患者病情变化情况和相应的治疗，你认为患者最佳的治疗方案是什么？

病例小结

患者中年男性，急性病程，主要表现为腹痛，反复黑便、呕血。入院查体一般情况可，心、肺查体阴性，中下腹有压痛，无反跳痛及肌紧张。入院后在治疗过程中，再次出现呕血，出血量大，速度快，并伴随血压下降和心率增快，血常规提示 Hb 水平低于 70g/L，给予紧急输血及扩容治疗。血管造影提示胃左动脉分支出血，予胃左动脉钢圈及明胶海绵栓塞治疗后血止。胃镜提示胃底体交界距贲门约 5cm，小弯偏前壁侧可见 0.2cm×0.5cm 较深溃疡，中心可见紫红色血管残端。予手术治疗，术中胃体前壁偏小弯侧浆膜面观察可见 3cm×3cm 迂曲血管团，黏膜表面可见出血点，连同血管团切除近端胃及部分远端食管，行食管残胃吻合。术后病理提示符合 Dieulafoy 病变。

输血是成功抢救急性消化道大出血的重要措施之一，但输血又能引发输血相关疾病，故在临床工作中，应综合判断患者病情，掌握输血指征：①患者由平卧位改为坐位时出现血压下降（下降幅度大于 15～20mmHg）、心率加快（上升幅度大于 10 次/分）。②血红蛋白低于 70g/L。③出现周围循环衰竭的表现。该患者表现为间歇性出血，每次均出现血压下降、心率增快等周围循环衰竭的表现，属于急性大量出血，需紧急输血治疗。

该患者在临床诊治过程中应该吸取如下经验教训：①该患者有许多临床表现以消化性溃疡来解释有牵强之处：A. 溃疡的位置是胃体，不是溃疡好发的胃窦、胃角。B. 消化性溃疡导致出血一般是小量到中等量出血，急性大出血相对少见，且 PPI 治疗一般满意。因此，不应满足胃溃疡诊断，应进行深入思考。②内镜是明确消化道出血的重要手段，但是当急性出血无法找到出血灶时应想到血管造影等其他检查手段。

病例 16——呕血、黑便

病例摘要

患者，男性，63岁，主因"突发呕血、黑便20天"于2003年9月2日收入院。

现病史：患者20天前旅游期间无明显诱因突发呕血，呈咖啡色液体，混有暗红色血凝块，共呕血三次，总量1500～2000 ml，伴黑便两次，呈柏油样便，量不详。伴乏力、头晕、心悸、恶心。无腹痛、烧心，无晕厥。就诊于当地医院，血常规提示血红蛋白55 g/L，次日行胃镜检查：贲门溃疡；胃溃疡（大弯侧近胃体处）伴活动性出血；十二指肠球炎。诊断为"消化性溃疡合并出血"，予输血、补液、泮托拉唑抑酸等治疗，大便隐血阴性出院。院外患者继续服用泮托拉唑治疗，没有再次发作呕血和黑便。2003年9月为进一步诊治住我院治疗。患者自发病以来，无干咳、咳痰，无胸闷，睡眠可，大便如前所述，小便正常。体重无明显变化。

既往史、个人史及家族史：29年前曾发现转氨酶升高，持续4个月，具体不详。否认肝炎、结核等传染病史，否认高血压、冠心病、糖尿病、慢性肾病病史。无食物、药物过敏史。无烟酒嗜好。否认家族肿瘤和遗传病病史。

入院查体：体温36.5℃，脉搏88次/分，呼吸18次/分，血压140/80 mmHg。神清，轻度贫血貌，浅表淋巴结触未及肿大，无肝掌、蜘蛛痣。睑结膜略苍白。双肺听诊呼吸音清，未闻及干、湿啰音。心率88次/分，心律齐，各瓣膜听诊区未闻及杂音。腹软，无反跳痛及肌紧张。未触及包块，肝、脾肋下未触及。Murphy征阴性。肝区及双肾区无叩痛，移动性浊音阴性。肠鸣音3～4次/分。双下肢无水肿。

辅助检查：

血常规（2003-09-02）：WBC $4.72×10^9$/L，RBC $2.579×10^{12}$/L↓，Hb 66 g/L↓，HCT 0.2131↓，MCV 82.5 fl，MCH 25.61 pg↓，MCHC 310.1 g/L↓，PLT $437×10^9$/L↑。

尿常规及便常规（2003-09-02）：正常。

生化20（2003-09-02）：ALT 11 U/L，ALB 42.3 g/L，T-Bil 10 μmol/L，BUN 8.42 mmol/L，Cr 86 μmol/L。

凝血分析（2003-09-02）：PT 11.4 s，APTT 33.4 s，FIB 337.16 mg/dl。

腹部B超（2003-09-02）：肝左叶囊肿，胆囊壁不光滑。

腹部CT（2003-09-02）：肝多发囊肿，慢性胆囊炎，双肾小囊肿。

胃镜（2003-08-15，河北某医院）：贲门：黏膜充血，水肿，可见片状糜烂及浅表溃疡；胃底：黏膜充血，水肿，苍白，可见散在出血点，于大弯侧近胃体处可见一小溃疡，呈火山口样，有活动性出血；胃体：黏膜充血，水肿；胃角：光整；胃窦：黏膜光滑，轻度充血，水肿，偶见出血点，蠕动较弱；幽门：开闭良好；十二指肠：球部黏膜充血水肿，可见散在出血点，降部未见异常。

胃镜（2003-09-04，我院）：胃底黏膜光整，胃底体交界前壁小弯侧可见直径约0.4～0.5 cm凹陷性溃疡，呈火山口样，中央覆少量暗红色血迹，周围黏膜略充血，周围黏膜略隆起。诊断：胃底体交界处溃疡，性质待查（溃疡边缘未取活检）（见图16-1）。

胃镜活检：Hp阴性。

Hp-CagA抗体：阴性。

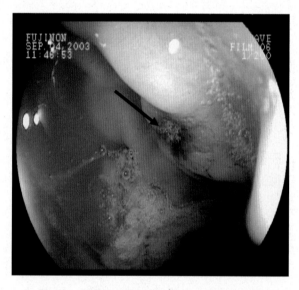

图 16-1　胃镜　胃底体交界处　箭头示溃疡

问题1：该病例主要临床特点是什么？总结该患者消化道出血的特点。

问题2：呕血通常是急性出血，对于该患者，除了急性失血之外，是否存在慢性失血？为什么？

问题3：你认为目前该患者的诊断是什么，说明理由。

问题4：本病例中"消化性溃疡合并出血"的诊断是否准确？请总结本例患者内镜下病变的特点。该患者溃疡边缘未取活检，可能的理由是什么？

  问题 5：该病例还需要和哪些疾病鉴别？提出下一步的检查方案。

  问题 6：为什么质子泵抑制剂（PPI）对于消化性溃疡出血有止血的作用？

患者于 2003 年 9 月 12 日行胃左及腹腔干动脉造影：相当于胃底体交界处小弯位置，胃左动脉分支增多、扩张、迂曲呈团状，病变范围约 1.5 cm×2 cm，病变的供血动脉增粗，未见静脉早期显影。

  问题 7：你认为目前该患者的诊断是什么，为什么？

  问题 8：该病可以采用哪些方法进行治疗？

患者于 2003 年 9 月 25 日于普外科行手术治疗：术中可见距贲门约 5.5 cm 胃小弯前壁处，胃黏膜有一直径 0.4 cm 浅溃疡，触之出现活动性出血；溃疡周围另可见多个直径约 0.3~0.5 cm 的黏膜发红区，无明显出血，其对应的胃壁浆膜面均有扩张的血管。行胃部分切除，距溃疡上下各 2.5 cm 处切断胃壁（见图 16-2，图 16-3）。

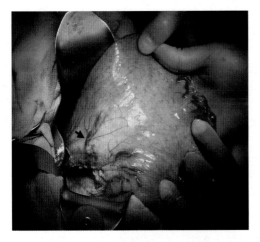
图 16-2 Dieulafoy 病变 术中照片
可见胃体小弯侧病变血管（箭头所示）

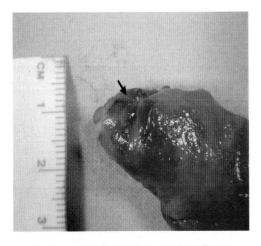
图 16-3 Dieulafoy 病变 标本黏膜面观
可见局部溃烂（箭头所示）

手术病理：切除胃壁黏膜下层中可见厚壁血管，管腔扩张，管壁未见明显炎性细胞浸润，符合 Dieulafoy 病变（见图 16-4）。术后治疗：抑酸（洛赛克 20 mg，1 日 1 次）。

术后短期随访情况：

术后 4 个半月，患者因查体发现大便隐血阳性 5 天于 2004 年 2 月 9 日再次入院。

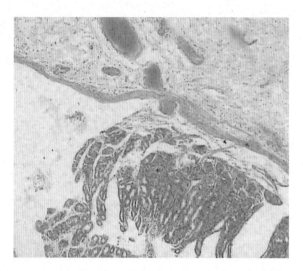

图 16-4   **Dieulafoy 病变病理标本**   可见胃黏膜下厚壁血管

问题 9：分析该患者再次出血的可能原因。

2004 年 2 月 9 日患者再次行胃镜检查：胃底体交界近后壁处可见一长 3 cm 吻合瘢痕，光滑。其旁可见一处点状陈旧出血灶，出血灶周围无明显糜烂及溃疡。冲洗后有活动性出血，注射 1∶1000 肾上腺素，出血停止（见图 16-5）。

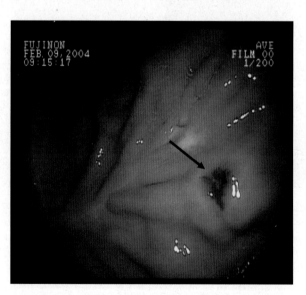

图 16-5   **胃镜   胃底体交界处**   箭头示出血灶

患者于 2004 年 2 月 11 日行腹腔动脉、肠系膜上动脉造影：胃左动脉未显影，胃右动脉较 2003 年 9 月 12 日增粗，其形态走行未见明显异常，实质期于胃底小弯侧可见一片状不规则染色灶，静脉期可见其周紊乱、迂曲、增粗的引流静脉显影，胃网膜右动脉及其分支未见异常。肠系膜上动脉及其分支未见异常。考虑胃底小弯侧血管畸形（见图 16-6）。

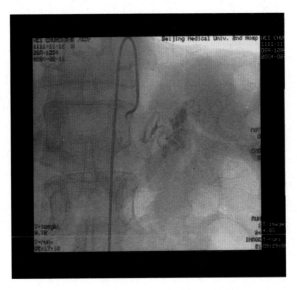

图 16-6　腹腔动脉、肠系膜上动脉造影

📄**问题 10：结合上述检查结果，患者第二次入院时的确定诊断是什么？**

内外科联合查房，予保守治疗（洛赛克 20 mg，1 日 2 次，口服）。患者病情稳定后出院。

长期随访情况：

患者分别于术后 1 年、1 年 2 个月和 2 年 7 个月出现病情反复，具体病情及相应治疗如下：

第三次入院（2004 年 9 月 1 日）

术后 1 年，患者因再次出现黑便 2 天于 2004 年 9 月 1 日入院。胃镜检查（2004-09-01，我院）：胃底前壁黏膜凹陷伴活动性出血，给予 1：1000 肾上腺素注射并钛夹 2 枚钳夹，出血停止（见图 16-7）。

第四次入院（2004 年 11 月）

术后 1 年 2 个月，患者再次出现黑便，于 2004 年 11 月再次入院。给予禁食、补液、抑酸并行胃镜检查（2004-11-25，我院）：病变处两枚钛夹固定良好，周围无渗血及活动性出血（见图 16-8）。患者出院后给予洛赛克 20 mg，1 日 1 次，口服治疗，每月复查便常规及血常规。

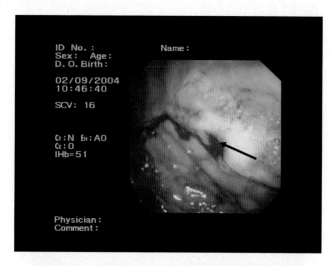

图 16-7 胃镜 胃底 箭头示前壁凹陷伴出血

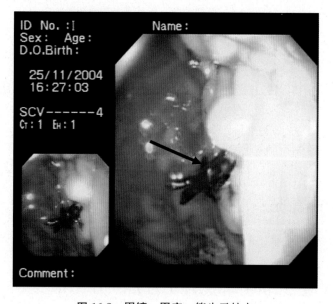

图 16-8 胃镜 胃底 箭头示钛夹

第五次入院（2006 年 4 月 11 日）

术后 2 年 7 个月，患者复查便常规潜血阳性，于 2006 年 4 月 11 日再次入院。行胃镜检查（2006-04-17，我院）提示：胃底体交界前壁有一片陈旧血痂，用水冲洗后可见一白色黏膜隆起，其中央可见一线状凹陷并有活动性渗血，周边黏膜光滑呈瓷白色，再次用水冲洗后仍有渗血，用钛夹 3 枚钳夹止血后出血停止。此后患者至今未再发生消化道出血。

　　📋 **问题 11：根据该患者的病史特点，总结在临床上，Dieulafoy 病变导致消化道出血的临床特点？**

　　📋 **问题 12：回顾患者病情变化和相应的治疗，你认为患者最佳的治疗方案是什么？**

病例小结

　　老年男性，慢性病程。主要表现为突发呕血伴有黑便。查体一般情况可，轻度贫血貌。心、肺及腹部查体阴性。血常规提示小细胞低色素性贫血，胃镜：胃底体交界前壁小弯侧可见直径约 0.4～0.5 cm 凹陷性溃疡，呈火山口样。Hp 阴性。胃左及腹腔干动脉造影：胃底体交界处小弯位置，胃左动脉分支增多、扩张、迂曲呈团状，病变范围约 1.5 cm×2 cm。确诊为胃 Dieulafoy 病变。予手术治疗，行胃部分切除，距溃疡上下各 2.5 cm 切断胃壁。手术病理再次证实为 Dieulafoy 病变。术后给予抑酸治疗。术后 4 个半月，患者再次出现便隐血阳性。胃镜检查均提示胃底前壁黏膜凹陷伴活动性出血，给予局部注射肾上腺素并保守治疗。此后，患者间断出现便隐血阳性或黑便，分别进行钛夹止血治疗。

　　在该患者临床诊治过程中应该吸取如下经验教训：①对于不典型的上消化道溃疡出血，包括胃镜下的特殊表现等，要考虑是否存在少见疾病引起溃疡的可能。②任何一种疾病的治疗，都应以循证医学为依据，根据每个患者的情况选择最佳治疗方案。

Dieulafoy 病变

Dieulafoy 病又称恒径小动脉畸形。1884 年由 Gallard 首先描述，1898 年由 Dieulafoy 详细报道。Dieulafoy 病变是上消化道出血的少见病因之一，在一项针对 1750 例急性上消化道出血（非静脉曲张性出血）患者的内镜检查中，Dieulafoy 病占 0.3%~6.7%。

一、病理特点

Dieulafoy 病变是一种先天性疾病，发病部位可以遍及全消化道，以胃部多见。胃黏膜下恒径动脉主要来源于胃左动脉，因此，病变主要位于贲门下方 6 cm 的范围内。由于血管畸形，供血动脉进入胃黏膜下后，不是逐渐变细形成毛细血管，而是一直保持管径不变。异常的小动脉管径可达 0.6~4 mm，为正常的 5~10 倍。在来自胃左动脉高压力血流的冲击下，覆盖于其上的黏膜容易受压，并形成黏膜易损区。黏膜缺损的范围直径多在 2~5 mm 左右。在外界食物和胃液作用下，表面黏膜脱落，血管暴露，易破裂出血。因此，"动脉分支以恒定口径直达黏膜"是 Dieulafoy 病变的病理基础（见图 16-9，图 16-10）。

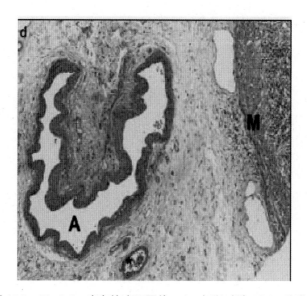

图 16-9　Dieulafoy 病变的病理图片　A：恒径动脉；M：黏膜层

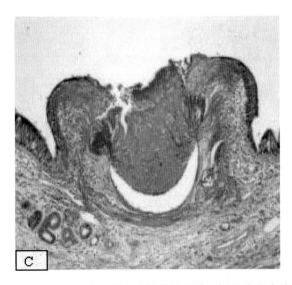

图 16-10　Dieulafoy 病变的病理图片示黏膜下恒径动脉破裂出血

二、临床特点

Dieulafoy 病患者多以消化道出血为首发症状就诊，部分患者可以有诱因，但不典型。能够引起黏膜损伤的因素都会增加异常动脉破裂出血的机会，所以饮酒、吸烟、胆汁反流、非甾体抗炎药（NSAID）、进食粗糙坚硬的食物等都有可能导致胃黏膜的损伤，进而引起动脉破裂出血。

Dieulafoy 病变有其特征性的临床表现。①发病年龄：多见于中老年男性，平均年龄 50～70 岁，男性发病率约为女性的 2 倍。②常无先兆、突然发病，可出现危及生命的大出血。③既往多无长期、周期性腹痛的病史，无肝硬化、消化道肿瘤疾病以及溃疡病等病史。④病情的反复性：恒径动脉破裂出血后可形成血痂，出血暂时停止，血痂脱落或动脉损伤可再次出血。

三、辅助检查

对于临床可疑 Dieulafoy 病变的患者应该及时进行细致的内镜检查，并且在很多情况下需要反复进行内镜检查。这是诊断 Dieulafoy 病的首选检查方法。有研究数据表明首次内镜检查对本病的确诊率为 73%。未能明确诊断的原因一方面是出血量大，掩盖病灶，另一方面是检查者对小病灶的疏忽。因此，仔细、反复的内镜检查对于 Dieulafoy 病变的诊断是非常必要的。Dieulafoy 病变内镜下特征表现为：①部位和消化性溃疡常见部位不一致：典型部位是贲门下方 6 cm 的范围内，近端胃部位的发病率约为 65%，胃窦相对少见。②黏膜缺损面积小：孤立性黏膜缺损，直径多在 2～5mm 以内。③缺损的黏膜周围没有明显炎症。④黏膜缺损中央可见突出的血管断端。⑤裸露血管上可有血痂、渗血或可见搏动性出血。

除内镜检查之外，选择性腹腔动脉造影对本病也有一定的诊断价值。该检查可以发现血管畸形，同时，在有活动性出血并且出血速度大于 0.5 ml/h 的时候，可以发现出血部位，并为介入治疗提供依据。造影特征有末梢动脉增多，扭曲，呈丛状、环状或球状扩张；常伴有早期的静脉回流；无动脉瘤形成或动静脉分流存在。

四、诊断与鉴别诊断

病史结合内镜检查，大部分 Dieulafoy 病变患者可以得到确诊。但是，由于 Dieulafoy 病变发病率较低，病灶小，临床上常常容易和消化性溃疡相混淆。因此，对于临床上拟诊消化性溃疡的患者，若出现用消化性溃疡诊断不能解释的表现，如急性大出血、PPI 治疗无效、病变位于胃底或胃体，应该注意除外 Dieulafoy 病变。细致地询问病史和仔细的内镜检查是排除性诊断的依据。表 16-1 总结了消化性溃疡和 Dieulafoy 病变的鉴别要点。

表 16-1   Dieulafoy 病和消化性溃疡的鉴别诊断

		Dieulafoy 病变	消化性溃疡
病因		先天性血管畸形	主要是 Hp 感染和 NSAID 应用
出血前征兆		常无	常有
既往周期性腹痛病史		无	可有
高发年龄		中老年	青壮年（十二指肠溃疡），中老年（胃溃疡）
内镜	溃疡常见部位	贲门下方 6 cm 的范围内	胃角和胃窦小弯
	溃疡大小（直径）	2～5mm	一般小于 2 cm
	溃疡周围黏膜情况	正常	炎症反应
	裸露血管	有	无
	治疗	内镜、介入或手术	抗 Hp、抑酸等药物治疗

五、治疗

Dieulafoy 病变的治疗主要有三种方式：内镜、介入和手术。内镜治疗方法包括：①注射：注入肾上腺素、高渗盐水、无水乙醇、高渗葡萄糖、组织黏合剂等；②热探头：如激光、电凝，使局部蛋白凝固变性，组织挛缩而止血；③钛夹止血、血管套扎等。介入主要指血管造影栓塞术，既是诊断也是治疗的方法。手术治疗包括胃大部切除术、局部楔形切除和单纯缝扎术。

随着人们对疾病认识的深入以及诊疗技术的进步，人们对上述三种治疗方式的选择也逐渐改变。20 多年前，手术治疗是 Dieulafoy 病的首选。但是，手术治疗创伤大，并发症多，并且切除是有限度的，对于复发或其他部位新发生的病变不可能一味地手术切除。1988 年，Pointer 等发表了第一篇内镜成功治疗 Dieulafoy 病变的文章，从此，内镜治疗逐渐得到广泛开展，目前，内镜不仅仅成为 Dieulafoy 病变诊断的首选检查，也逐渐成为治疗该病的一线选择。

近年来，不少研究比较了各种内镜治疗方式对 Dieulafoy 病变的疗效。内镜治疗按照方式可以分为药物注射止血和机械性止血两类。后者主要包括钛夹和套扎止血。有研究对药物注射止血和机械性止血治疗方案进行比较，认为钛夹和套扎等机械性止血在 Dieulafoy 病变内镜治疗中更为有效。也有研究比较了钛夹和套扎对 Dieulafoy 病变的疗效，结果两者没有显著性差异。

综上所述，Dieulafoy 病变是上消化道出血少见但是严重的病因之一。诊断有赖于详细地询问病史和及时仔细的内镜检查。内镜治疗安全、有效，是该病首选的治疗方式。

参考文献

[1] Kasapidis P，Georgopoulos P，Delis V，et al. Endoscopic management and long-term follow-up of Dieulafoy's lesions in the upper GI tract. Gastrointest Endosc，2002，55：527-531.

[2] Alshumrani G，Almuaikeel M. Angiographic findings and endovascular embolization in Dieulafoy disease：a case report and literature review. Diagn Interv Radiol，2006，12：151-154.

[3] Parrot A，Antoine M，Khalil A，et al. Approach to diagnosis and pathological examination in bronchial Dieulafoy disease：a case series. Respir Res，2008，5(9)：58.

[4] Norton ID，Petersen BT，Sorbi D，et al. Management and long-term prognosis of 5. Dieulafoy lesion. Gastrointest Endosc，1999，50：762-767.

[5] Pointer R，Schwab G，Königsrainer A，et al. Endoscopic treatment of Dieulafoy's disease. Gastroenterology，1988，94：563-566.

[6] Sone Y，Kumada T，Toyoda H，et al. Endoscopic management and follow up of Dieulafoy lesion in the upper gastrointestinal tract. Endoscopy，2005，37：449-453.

[7] Katsinelos P，Paroutoglou G，Mimidis K，et al. Endoscopic treatment and follow-up of gastrointestinal Dieulafoy's lesions. World J Gastroenterol，2005，11：6022-6026.

[8] Chung IK，Kim EJ，Lee MS，et al. Bleeding Dieulafoy's lesions and the choice of endoscopic method：comparing the hemostatic efficacy of mechanical and injection methods. Gasrointest Endosc，2000，52：721-724.

[9] Yasuharu Y，Taro Y，Naoya K，et al. Short-term and long-term benefits of endoscopic hemoclip application for Dieulafoy's lesion in the upper GI tract. Gastrointest Endosc，2003，57：653-656.

[10] Ljubicic N. Efficacy of endoscopic clipping and long-term follow-up of

bleeding Dieulafoy's lesions in the upper gastrointestinal tract. Hepatogastroenterology，2006，53：224-227.

[11] Park CH，Joo YE，Kim HS，et al. A prospective，randomized trial of endoscopic band ligation versus endoscopic hemoclip placement for bleeding gastric Dieulafoy's lesions. Endoscopy，2004，36：677-681.

附录 缩略词表

英文缩写	英文全称	中文全称
AAD	antibiotic-associated diarrhea	抗生素相关性腹泻
ADA	adenosine deaminase	腺苷脱氨酶
AFP	α-fetoprotein	甲胎蛋白
ALB	albumin	白蛋白
ALP	alkaline phosphatase	碱性磷酸酶
ALT	alanine aminotransferase	谷丙转氨酶
ANA	antinuclear antibody	抗核抗体
ANCA	antineutrophil cytoplasmic antibody	抗中性粒细胞胞浆抗体
AP	acute pancreatitis	急性胰腺炎
APACHE	acute physiology and chronic health evaluation	急性生理与慢性健康评分
APTT	activated partial thromboplastin time	活化部分凝血活酶时间
ASO	anti streptolysin O	抗链球菌溶血素 O
AST	aspartate aminotransferase	谷草转氨酶
BCS	Budd-Chiari syndrome	布-加综合征
BMT	bone marrow transplantation	骨髓移植
BUN	blood urea nitrogen	血尿素氮
CA19-9	carbohydrate antigen 19-9	糖链抗原 19-9
CCP	cardiac chest pain	心源性胸痛
CD	Crohn's disease	克罗恩病
CEA	carcinoembryonic antigen	癌胚抗原
CK	creatine kinase	肌酸激酶
CK-MB	creatine kinase-MB	肌酸激酶同工酶-MB
CMV	cytomegalovirus	巨细胞病毒
Cr	creatinine	肌酐
CRP	C-reactive protein	C 反应蛋白
D-Bil	direct bilirubin	直接胆红素
D-Dimer	D-Dimer	D-二聚体
DIC	disseminated intravascular coagulation	弥散性血管内凝血

续表

英文缩写	英文全称	中文全称
EBV	Epstein-Barr virus	EB 病毒
EE	erosive esophagitis	糜烂性食管炎
EMA	epithelial membrane antigen	上皮膜抗原
EN	enteral nutrition	肠内营养
ENA	extractable nuclear antigen	可提取性核抗原
ERCP	endoscopic retrograde cholangiopancreatography	内镜下逆行胰胆管造影术
ES	endoscopic sclerosis	内窥镜硬化（疗法）
ESR	erythrocyte sedimentation rate	动态红细胞沉降率
EST	endoscopic sphincterotomy	内窥镜下括约肌切开术
EUS	endoscopic ultrasonography	超声内镜
EVL	endoscopic variceal ligation	内镜下静脉曲张套扎（治疗）
FDP	fibrin degradation products	纤维蛋白降解产物
FIB	fibrinogen	纤维蛋白原
FT_3	free triiodothyronine	游离三碘甲状腺原氨酸
FT_4	free thyroxine	血清游离甲状腺素
GERD	gastroesophageal reflux disease	胃食管反流病
GGT	gamma glutamyl transpeptidase	γ-谷氨酰转肽酶
GI	gastro-intestinal	胃肠道
Glu	glucose	葡萄糖
GVHD	graft-versus-host disease	移植物抗宿主病
Hb	hemoglobin	血红蛋白
HCT	hematocrit	血细胞比容
HCV	hepatitis C virus	丙型肝炎病毒
HEENT	head, eyes, ears, nose and throat	头、眼、耳、鼻与喉
HIV	human immunodeficiency virus	人类免疫缺陷病毒
Hp	helicobacter pylori	幽门螺杆菌
Hp-CagA	cytotoxic associated gene A of Helicobacter. pylori	Hp 相关细胞毒素 A
IBD	inflammatory bowel disease	炎症性肠病
I-Bil	indirect bilirubin	间接胆红素
IgA	immunoglobulin A	免疫球蛋白 A
IgG	immunoglobulin G	免疫球蛋白 G

续表

英文缩写	英文全称	中文全称
IgM	immunoglobulin M	免疫球蛋白 M
INR	international normalized ratio	国际标准化比值
LDH	lactate dehydrogenase	乳酸脱氢酶
LES	lower esophageal sphincter	食管下端括约肌
LESP	lower esophageal sphincter pressure	食管下端括约肌压力
LY	lymphocyte	淋巴细胞
MALToma	mucosa-associated lymphoid tissue lymphoma	胃黏膜相关淋巴组织淋巴瘤
MCH	mean corpuscular hemoglobin	平均红细胞血红蛋白含量
MCHC	mean corpuscular hemoglobin concentration	平均红细胞血红蛋白浓度
MCV	mean corpuscular volume	平均红细胞体积
MYO	myohemoglobin	肌红蛋白
NCCP	non-cardiac chest pain	非心源性胸痛
NE	neutrophile	中性粒细胞
NERD	non-erosive reflux disease	非糜烂性反流病
NSAID	non-steroidal anti-inflammatory drugs	非甾体抗炎药
PE	pancreatic encephalopathy	胰性脑病
PHL	primary hepatic lymphoma	原发性肝淋巴瘤
PLT	platelet	血小板
PMN	polymorphonuclear	多形核中性粒细胞
PN	parenteral nutrition	肠外营养
PPD	tuberculin pure protein derivative	结核菌素纯蛋白衍生物
PPI	proton pump inhibitor	质子泵抑制剂
Pr	protein	蛋白质
PSA	prostate specific antigen	前列腺特异抗原
PT	prothrombin time	凝血酶原时间
PTA	prothrombin time activity	凝血酶原活动度
PU	peptic ulcer	消化性溃疡
RBC	red blood cell count	红细胞计数
RE	reflux esophagitis	反流性食管炎
RNP	ribonucleoprotein	核糖核蛋白
SAAG	serum-ascites albumin concentration gradient	血清腹水白蛋白梯度

英文缩写	英文全称	中文全称
SCT	stem-cell transplantion	造血干细胞移植
SG	specific gravity	比重
SS-A	sjögren's syndrome-A	干燥综合征 A 抗原
SS-B	sjögren's syndrome-B	干燥综合征 B 抗原
TBA	total bile acid	总胆汁酸
T-Bil	total bilirubin	总胆红素
TIPS	transjugular intrahepatic portosystemic shunt	经颈静脉肝内门体分流术
TNI	troponin I	肌钙蛋白 I
TSH	thyroid stimulating hormone	促甲状腺素
UC	ulcerative colitis	溃疡性结肠炎
UGI	upper gastrointestinal	上消化道
UA	uric acid	尿酸
VOD	hepatic veno-occlusive disease	肝小静脉闭塞病
WBC	white blood cell count	白细胞计数